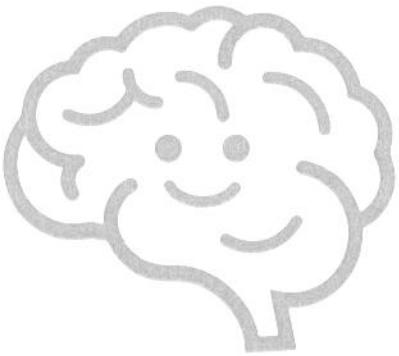

はじめに

みなさんは、「人の名前が出てこない」「あれ？　2階に何しに来たのか忘れた」など、〝もの忘れ〟が増えてきたな、と感じたことはありませんか？

若い頃のように物事がサクサク思い出せなくなって、歯がゆい思いをすることが多くなったと感じることもあるかもしれません。

「歳だから仕方がない」「毎日忙しくて、特殊な訓練とかは難しい」と、なかば諦めムードになりがちですが、物忘れが多くなったのは脳の老化のサインです。

そんなみなさんに、毎日をイキイキ快適に暮らせるようなヒントをお伝えしたくて、本書を著《あらわ》しました。

誰でも簡単に、それこそ〝1分で〟取り組める脳を活性化するヒントが、「1分 脳活」です！

「1分で何ができるの？」という疑問には、世界の研究機関などの報告や実験結果などの科学的エビデンス（根拠）を添えて、分かりやすくお伝えしています。

わたしは、寿命制御遺伝子の分子遺伝学やアルツハイマー病の分子生物学を研究してきました。現在は御茶ノ水健康長寿クリニックで若年性アルツハイマー病の患者さんの治療にあたっています。

認知症の治療は専門的な検査やオーダーメイドの処方が必要ですが、予防は毎日の生活習慣にかかっています。

生活習慣ですから、思い立ったその日に、それこそ1分で、今日から変えられることばかり。本書は、日常生活の場面に取り入れられる〝脳によい〟生活習慣を取り入れていただきたくて、ヒントを満載にしてお届けします。

「1分 脳活」は、老化が始まる40代から、「1日でも早く」「できるだけ多くのことを」実践するほど予防効果が高まります。

40代というと、「そんなに早く?」と思われるかもしれません。ところが、「最近物忘れすることがあるな」と気づくずっと以前から、脳の衰えは始まっているのです。

加齢によって最初に衰え始めるのがWMN(W=ワーキング、M=メモリー、N

＝ネットワーク）といわれる脳内ネットワークです。その脳力は30代をピークに、40代ぐらいから衰えが始まるといわれています。脳を老化させないためには、このＷＭＮをしっかりと使い続けることが重要です。

さまざまな脳トレ、脳活ドリルなどの本もたくさん出版されていますが、大切なのは「日常の過ごし方」。そして「覚える力」と「考える力」を養うことです。

そのためには①「暮らし方」の見直し、②脳の老化を防ぐ「食事」、③脳を鍛える「運動」、などの脳が若返る〝生き方〟がポイントになります。

脳が若返る〝生き方〟を日常の習慣にして長く続けることで、「脳を10歳若返らせる」「今の元気な脳をキープする」ことは、難しいことではないと思います。

認知症の大部分を占めるアルツハイマー病は、「治らない」「早期発見・治療ができても、進行を遅らせるだけ」といわれてきました。

日本人を対象にした調査で、東京大学など38の研究機関がまとめた「認知症の前段階である軽度認知障害（ＭＣＩ）の約６割の患者さんが、３年以内に認知症を発症する」という研究結果が、アメリカの科学誌に発表されました。
「認知症を治す」根本的な治療薬はまだ登場していません。現在、多くの人が抱く認知症に対するイメージは「治らない」というものでしょう。

ところが、アメリカで、認知症の画期的な治療法が話題になっています。アルツハイマー病など神経変性疾患の世界的権威である、デール・ブレデセン博士が考案した「リコード法」で、「9割の症状が改善」「500人以上が回復」など、認知症の患者さんやご家族にとって、希望の光ともいえるニュースです。

ブレデセン博士の著書はベストセラーとなり、日本でも翻訳本「アルツハイマー病真実と終焉〝認知症1150万人〟時代の革命的治療プログラム」（ソシム）が発売されました。わたしも翻訳本を監修し、リコード法を参考に、日本人に合った独自の「神経解毒・再生治療」を考案し、患者さんへの治療を進めています。認知症も、「予防できる、治療できる」時代の幕が上がったところです。

本書では、「物忘れかな？」と脳の老化を感じ始めた際に、1分でできる、1分でわかる「脳活」ワザを、イラストとともに紹介します。
誰でも脳の老化を防ぎ､脳を若返らせることができる､ノウハウが詰まった1冊です。
本書を利用して、みなさまがイキイキ生活されることを願っています。

2023年5月

白澤卓二

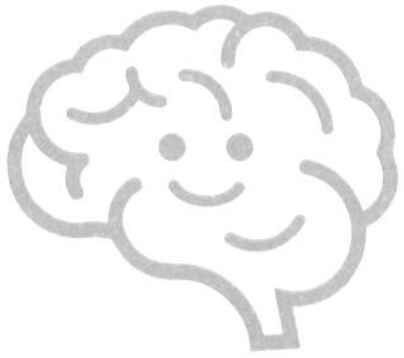

目次

第2章　食べる「健康長寿1分脳活」　95

脳の老化テスト

☑チェックが６個以上で要注意

□外出時、持ち物を何回か確かめる

□「同じ話ばかり」と、よくいわれる

□ちょっとしたことで、すぐ怒ってしまう

□「どこに置いたか、しまったか」すぐ忘れてしまう

□地図を描いたり、読み解くことが難しくなった

□昨日の夕食や見たテレビを思い出せない

□歩く歩幅が狭くなった、歩くのが遅くなった

□新聞やテレビのニュースにあまり関心がなくなった

□約束の場所や時間を間違えるようになった

□お会計をするとき小銭ではなく、お札を出すことが多くなった

□知っている場所なのに、迷って行けないことがある

□準備するのがおっくうで、段取りが悪くなった

□新しい作業を始めると、その前にしていたことを忘れてしまう

□以前から楽しんでいた、趣味（カラオケ、絵画、手芸など）への関心が薄れた

※次ページからの「１分 脳活」トレーニングをしましょう！

序章

健康長寿のための
「１分脳活」
トレーニング

親指と小指を交互に動かす

両手を軽く握って、左手の小指と右手の親指を同時に出す。ひと呼吸おいて、左手の親指と右手の小指を同時に出す。それを「いち」「に」「いち」「に」といいながら繰り返す。意外と難易度が高いので、ゆっくり練習しましょう。指同士が同じ動きをするので、それを抑えることで、脳の活性化につながります。

①

両手を軽く握って、体の正面に出す

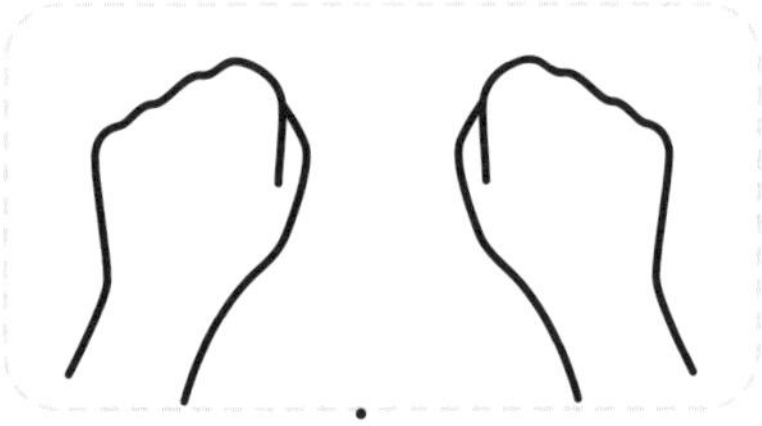

②

「いち」と声を出しながら、左手の小指と右手の親指を同時に出す。ひと呼吸おいて、指をもとに戻す

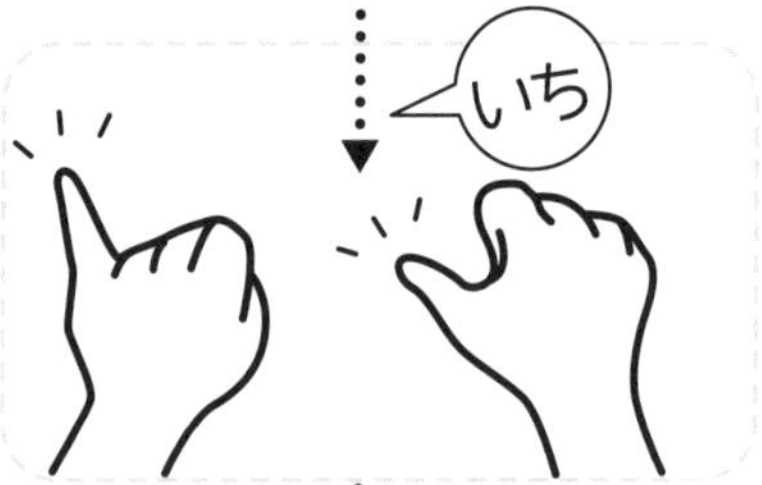

③

次に「に」といいながら、反対の左手の親指と右手の小指を同時に出す。「いち」「に」「いち」「に」と何回か繰り返す

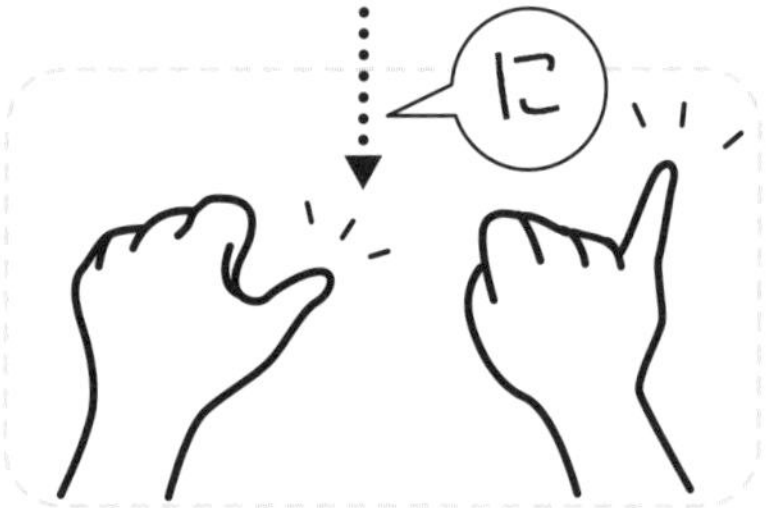

指先トレーニング2

左右の同じ指同士をまわす

両手を体の正面におき、左右の同じ指先同士をつける。最初は親指同士を、ぶつからないように５回ほどまわす。次に、人さし指、中指、薬指、小指の順にまわす。小指までいったら、小指、薬指と逆にまわしながら親指まで戻る。指がぶつからない、まわしている指以外は離れないことがポイント。脳が鍛えられます。

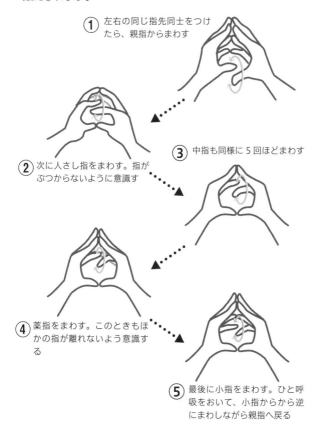

①左右の同じ指先同士をつけたら、親指からまわす

②次に人さし指をまわす。指がぶつからないように意識す

③中指も同様に５回ほどまわす

④薬指をまわす。このときもほかの指が離れないよう意識する

⑤最後に小指をまわす。ひと呼吸をおいて、小指からから逆にまわしながら親指へ戻る

親指から、左右でずらして折る

手のひらを上に向けて広げ、右手の親指から順に折っていきます。次に左手の親指と右手の人さし指の順に左右１本ずつずらして折っていきます。左右の指をずらしながら動かすことで、脳への刺激になります。指１本ずつ確かめながら、ゆっくり動かしても効果はあります。

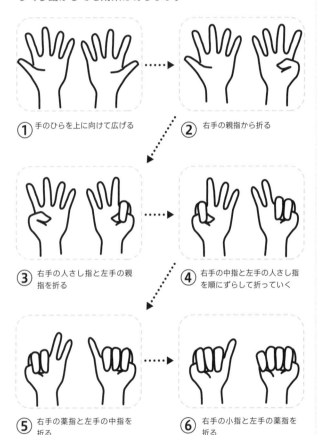

① 手のひらを上に向けて広げる

② 右手の親指から折る

③ 右手の人さし指と左手の親指を折る

④ 右手の中指と左手の人さし指を順にずらして折っていく

⑤ 右手の薬指と左手の中指を折る

⑥ 右手の小指と左手の薬指を折る

⑦へ

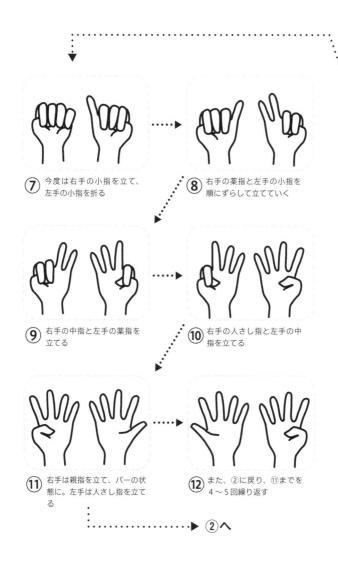

⑦ 今度は右手の小指を立て、左手の小指を折る

⑧ 右手の薬指と左手の小指を順にずらして立てていく

⑨ 右手の中指と左手の薬指を立てる

⑩ 右手の人さし指と左手の中指を立てる

⑪ 右手は親指を立て、パーの状態に。左手は人さし指を立てる

⑫ また、②に戻り、⑪までを４～５回繰り返す

②へ

あと出しジャンケン

左右の手でひとりジャンケンをする。「ジャンケン」といって、左手を出し、「ポン」で右手をだす。このとき、左手が必ず勝つように出す。「グー」「チョキ」「パー」が終わったら、左右の勝ち負けを逆にして行う。慣れてきたらスピードを上げて、脳をしっかり使いましょう。

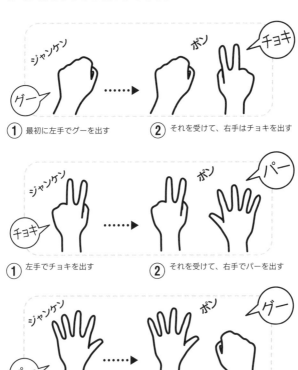

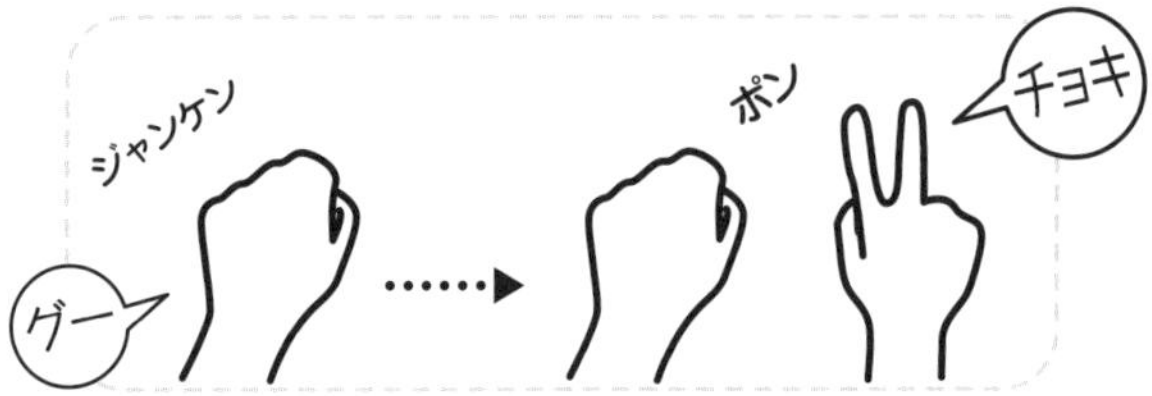

① 最初に左手でグーを出す　② それを受けて、右手はチョキを出す

① 左手でチョキを出す　② それを受けて、右手でパーを出す

① 左手でパーを出す　② それを受けて、右手でグーをだす

※勝ち負けを考えながら、左右逆にして何回か行う

指先トレーニング５

輪ゴムを指から指へ移動させる

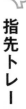

親指に輪ゴムをかけ、人さし指、中指へと移動させていく。小指までいったら、同様に指だけを動かし、親指まで戻す。慣れてきたら両方の手でやってみましょう。輪ゴムを指から落とさないようにして移動させることで、集中力が高まり脳によい刺激が。

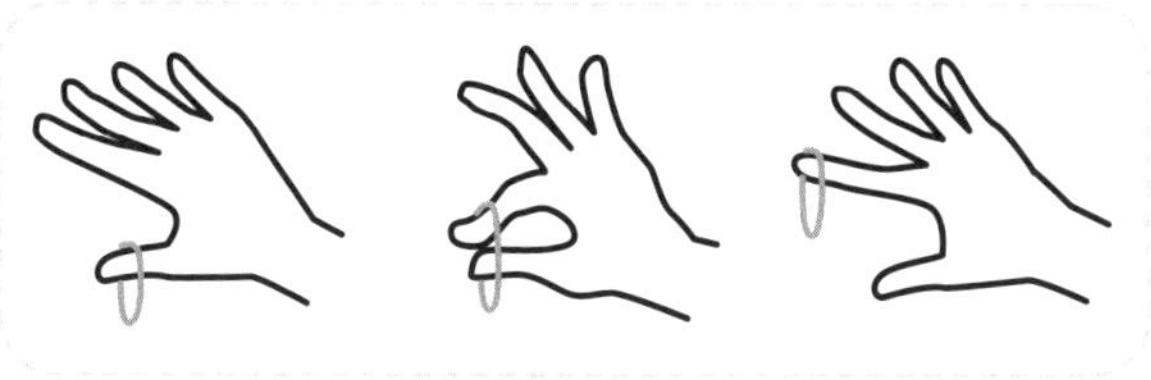

①親指に輪ゴムをかける　②輪ゴムを人さし指へ　③親指を抜く

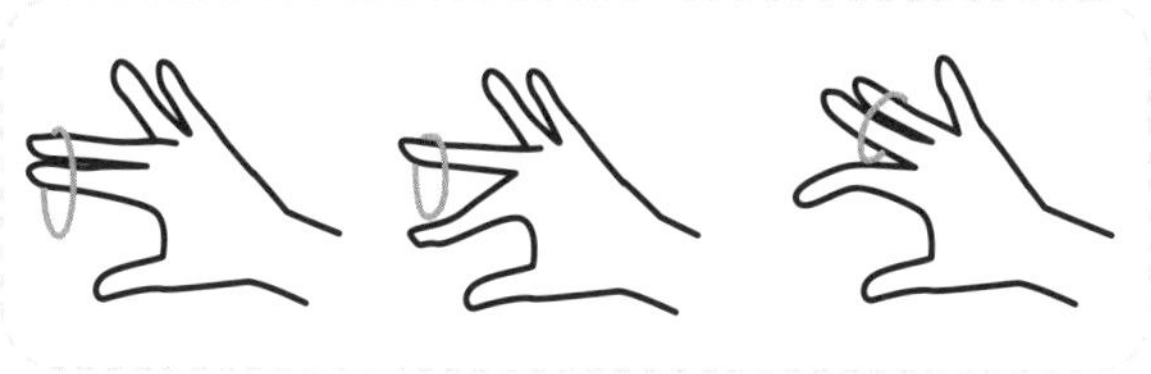

④輪ゴムに中指を通す　⑤人さし指を抜く　⑥輪ゴムに薬指を通す

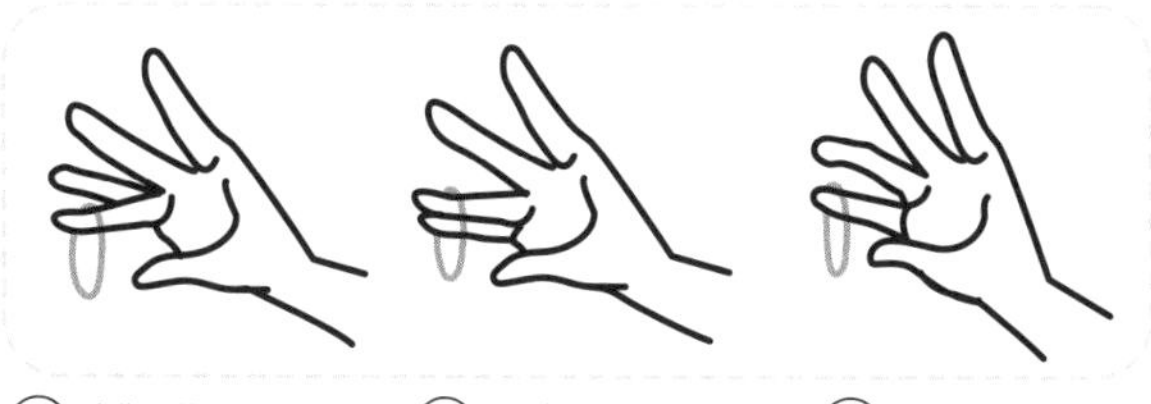

⑨中指を抜く　⑧輪ゴムに小指を通す　⑦薬指を抜く

※輪ゴムが小指まで移動したら、同様にして親指まで戻す。慣れてきたら反対の手でも同様にして輪ゴムを指から指へ移動させる

両手で数字を書く

紙と筆記用具を用意します。両手に筆記用具を持ち、紙の中央から外側に向かって数字を１から10まで書いていく。利き手でないほうも、しっかり筆圧をかけて書く。ゆっくり正確に書くことで、集中力が高まります。

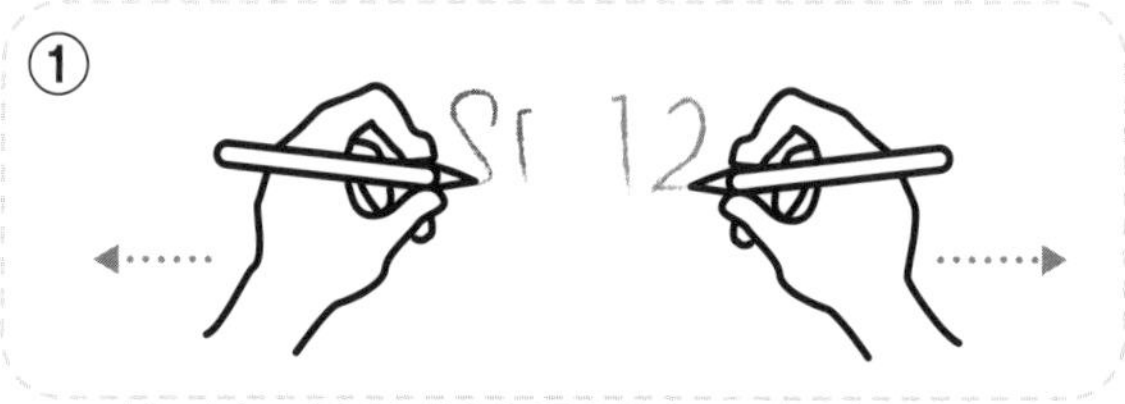

紙の上に、両手に筆記用具を持ち、１字１字しっかり書いていく

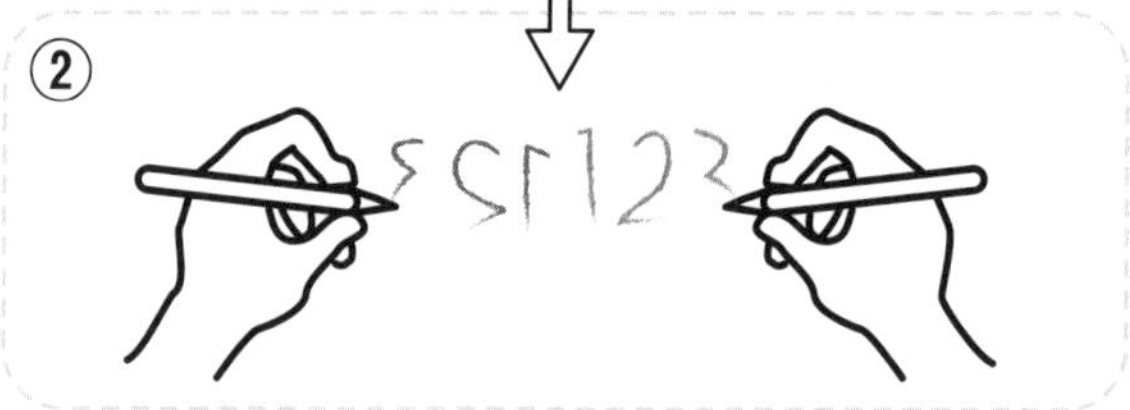

右手で正しい字、左手で鏡文字を書く

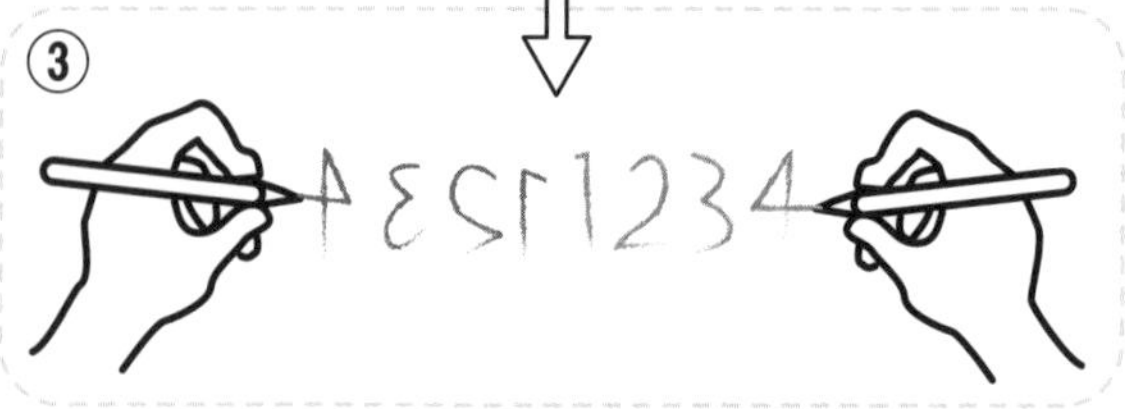

１から10までの数字を正確に書く

※慣れてきたら、左右とも正しい字、左右とも鏡文字、ひらがななどを書いてバリエーションをつけましょう。

視覚機能トレーニング

目でラインを追う

脳と目は密接な関係があります。目の機能を高めることで、脳をよい状態に保つことができます。目を上下に、左右に、斜めに動かすことで、目の筋肉が鍛えられ、脳の機能が確実にアップします。

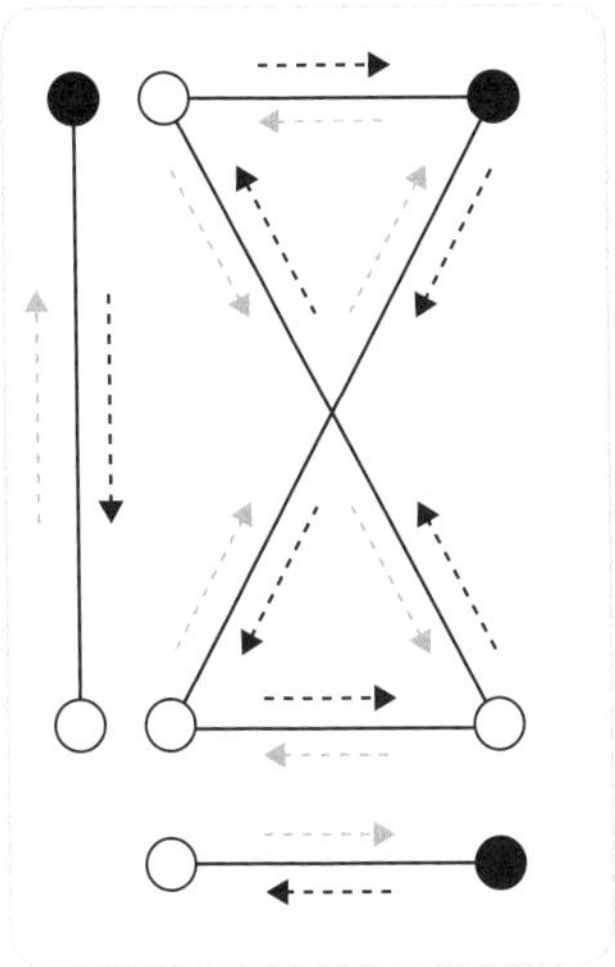

イラストの●から破線の矢印に沿って、目を動かします。次に赤い矢印に沿ってできるだけ早く動かします。2～3回繰り返します

イラストの1からスタートして、時計まわりに7まで目で追います。そのとき、数字を声に出して読むとよいでしょう。ひとまわりしたら、反対も同様に行います

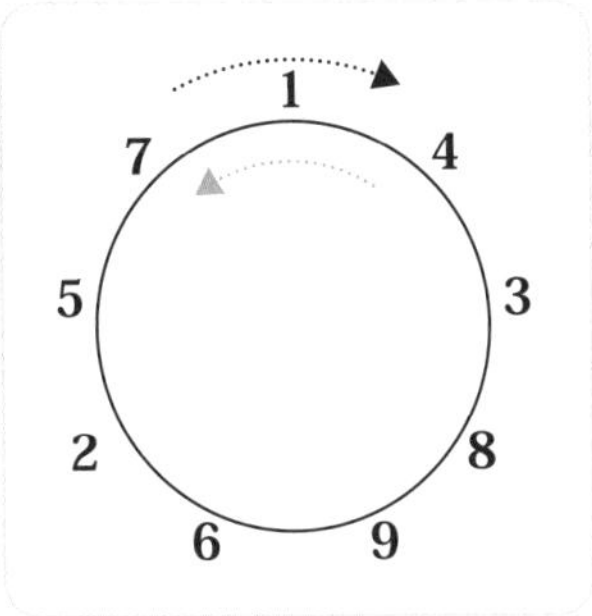

答えを３にしよう

□の中に＋（たす）、－（ひく）×（かける）÷（わる）を入れ、合計が３になるようにしましょう。左から順に計算して、答えが３になれば完成です。

① 2 □ 5 □ 10 □ 2 ＝3

② 2 □ 3 □ 3 □ 5 ＝3

③ 5 □ 3 □ 3 □ 2 ＝3

④ 3 □ 3 □ 2 □ 3 □ 3 ＝3

⑤ 1 □ 2 □ 3 □ 4 □ 1 ＝3

⑥ 8 □ 2 □ 3 □ 1 □ 1 ＝3

⑦ 6 □ 2 □ 3 □ 3 □ 3 □ 3 ＝3

⑧ 4 □ 4 □ 4 □ 3 □ 2 □ 3 ＝3

⑨ 7 □ 6 □ 3 □ 5 □ 4 □ 4 ＝3

解答：①×　÷　＋　②＋　＋　－　③×　÷　－④×　×　÷　－
⑤×　×　－　＋　⑥－　÷　×　＋⑦×　－　÷　＋　－
⑧＋　＋　÷　＋　－　⑨－　×　＋　＋　÷

脳トレーニング・数と形②

隣り合う数字を足す

隣り合う数字を足し、線で結ばれた□にひとケタの数字だけを書きこんでいく。一番下の□に入る数字を書きこんでゴールです。

①

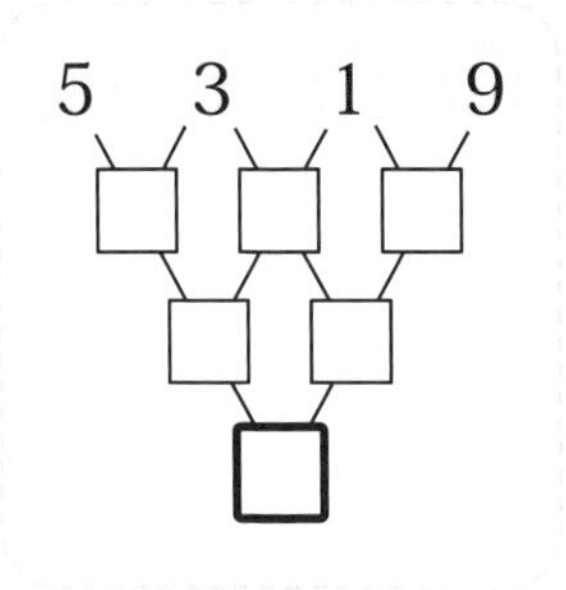

②

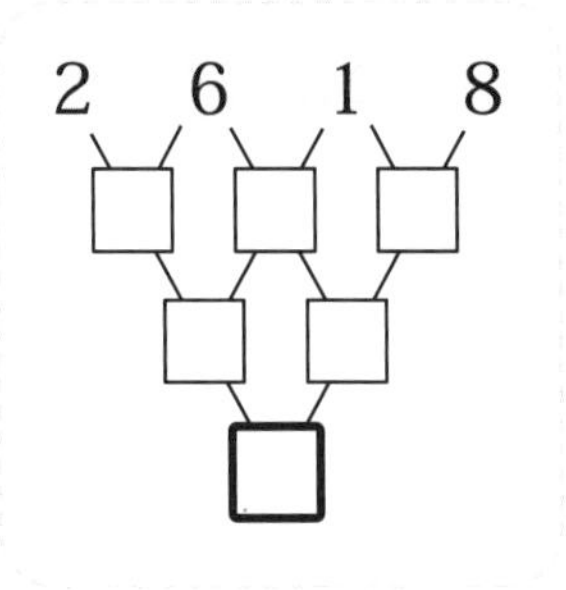

③

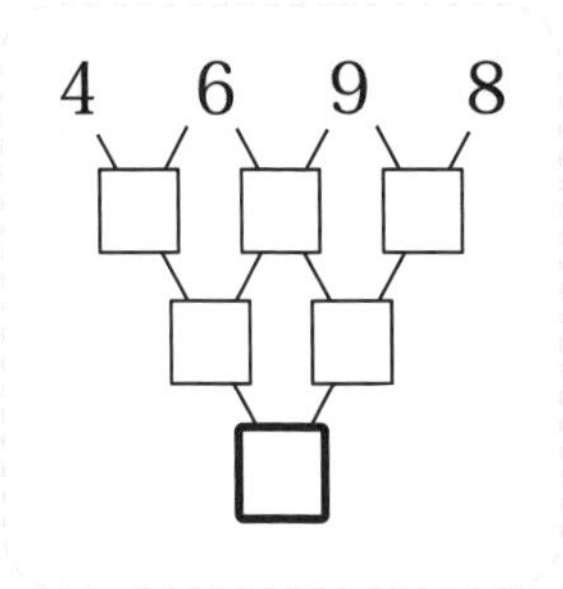

④

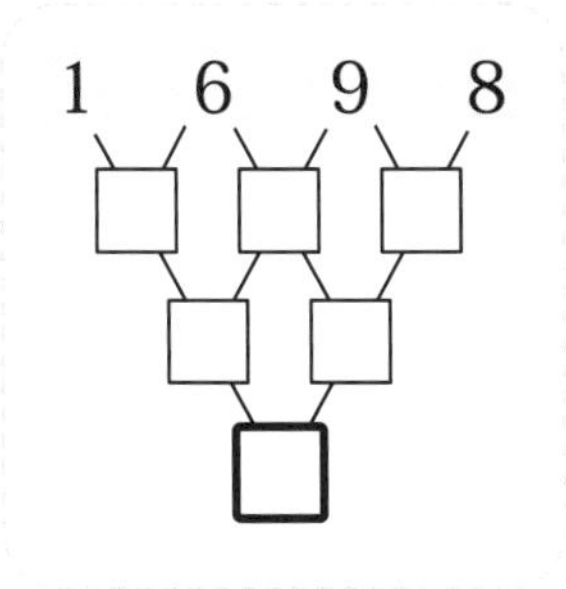

回答：①　6　②　1　③　7　④　4

シルエットを正しく並べる

4 分割したシルエットがあります。正しく並べると何の絵になるでしょう。ひと目でピーンとひらめくようになると、直感力が養われ、脳が活性化します。

①

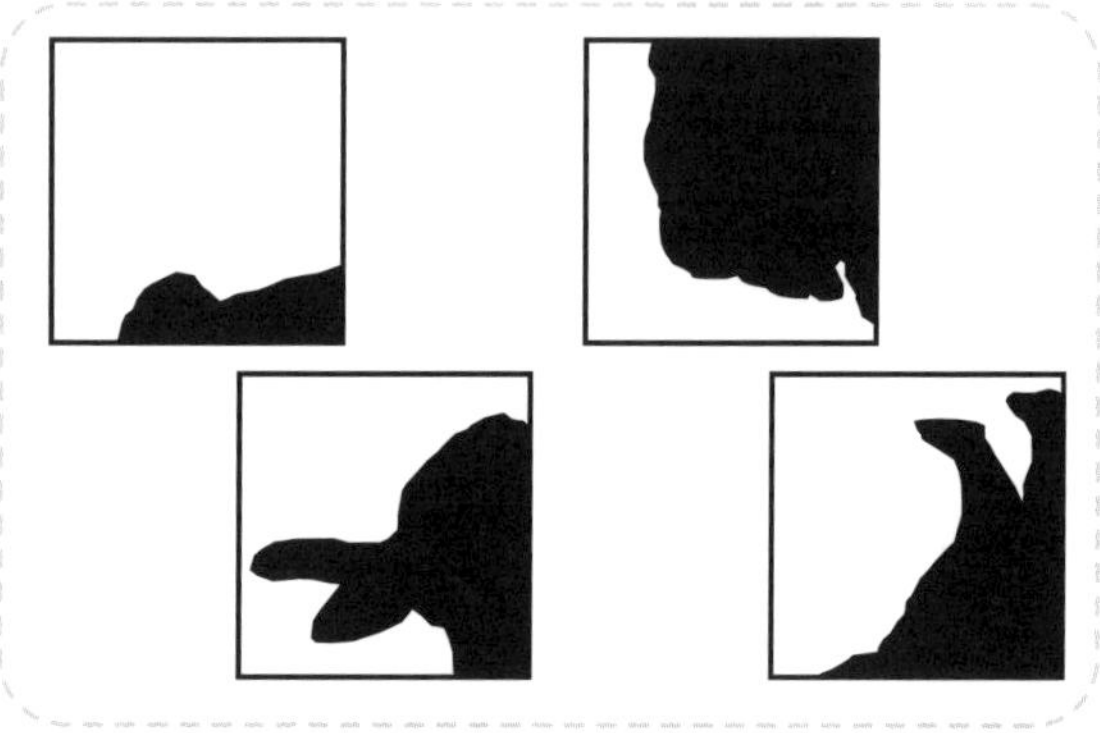

②

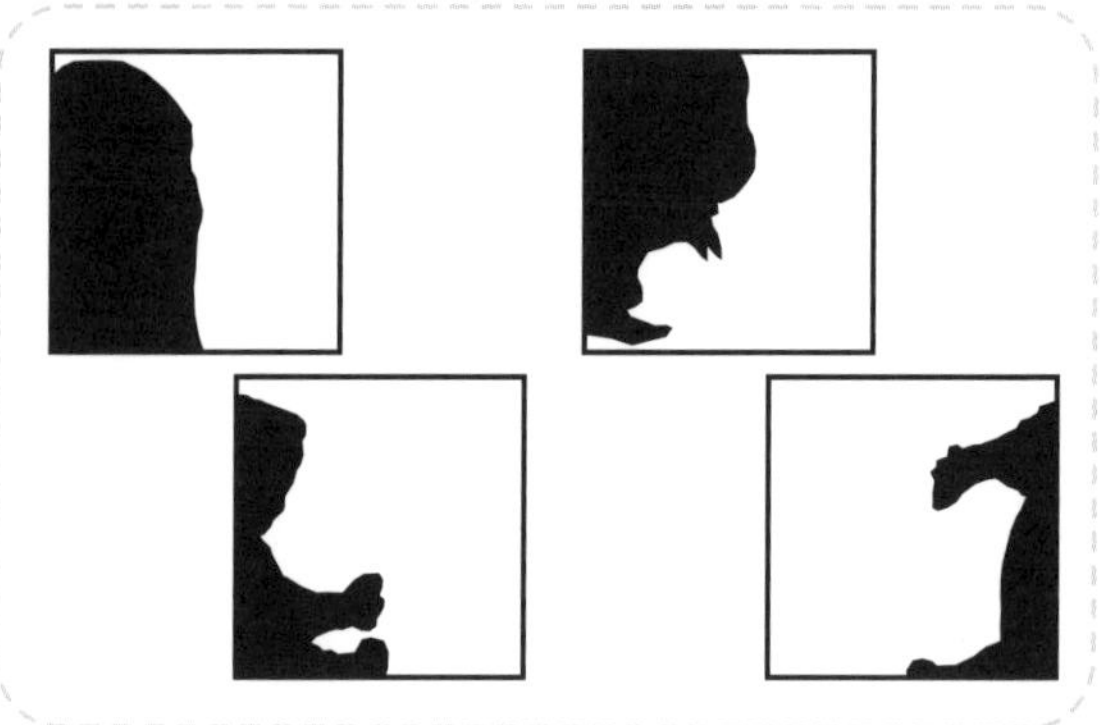

解答：①ウサギ 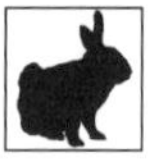 ②サイ 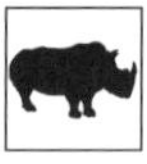

脳トレーニング・数と形④

切るとどうなる？

１本の長いひもを切って、並べてみたらどうなるでしょう。頭の中でイメージしながら解いてみましょう。イメージのトレーニングになります。

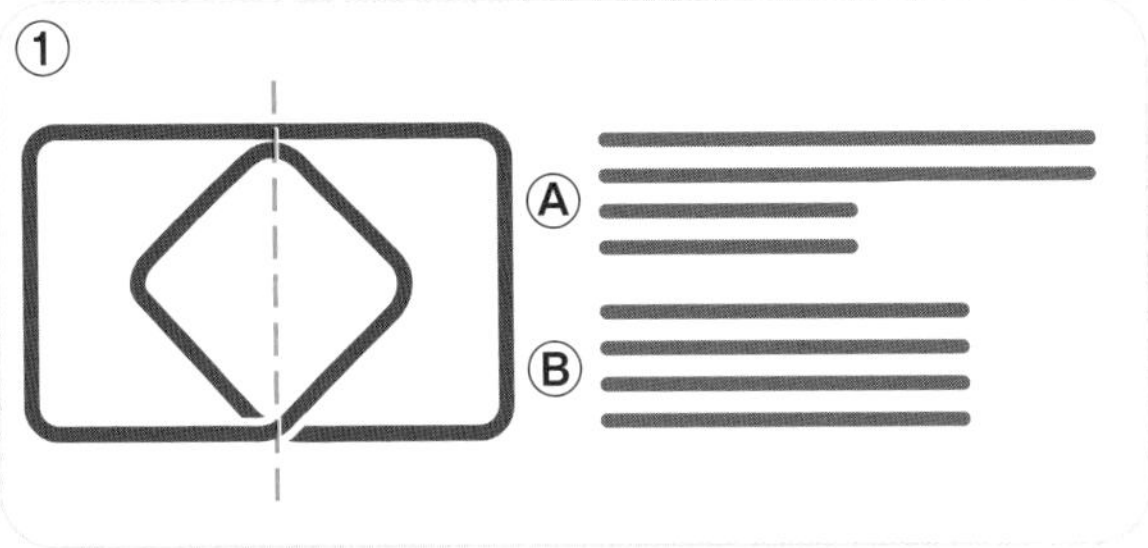

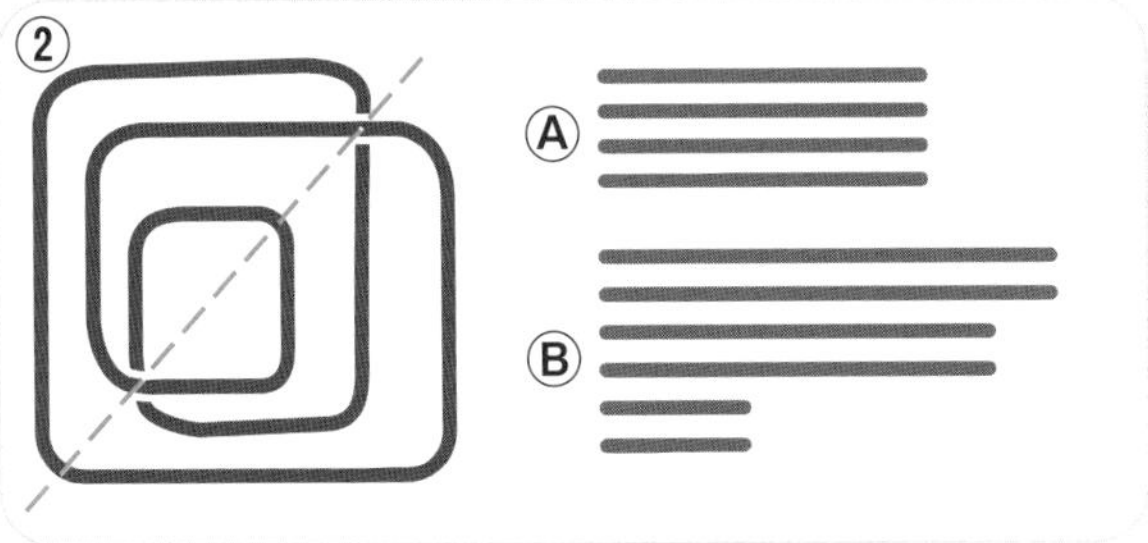

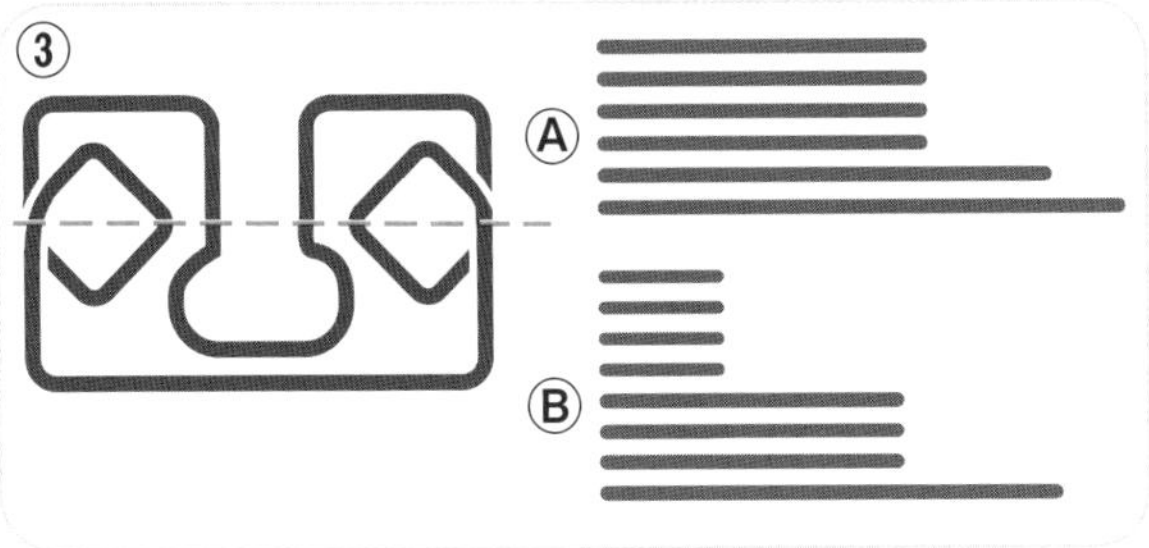

解答：① A　② B　③ B

間違い漢字さがし

鏡に映った漢字で、間違った文字があります。裏返しになっている文字がどのように映るか、と考えることで注意力がアップします。

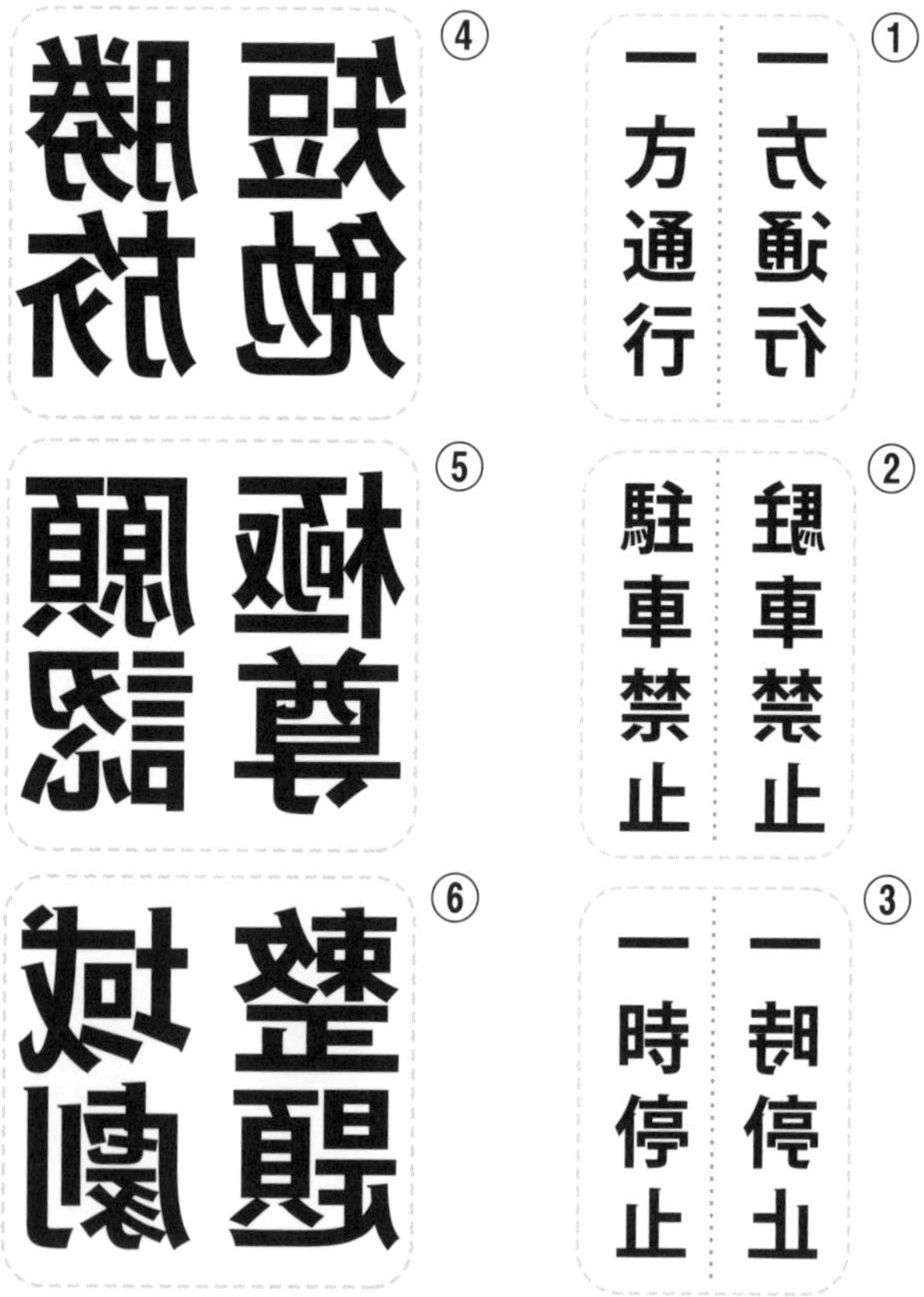

解答：

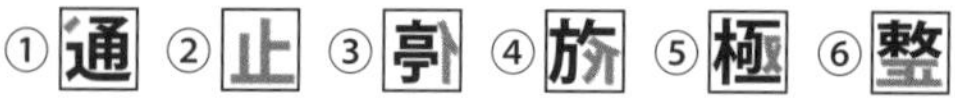

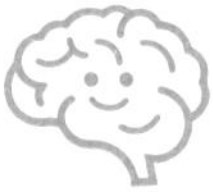

脳トレーニング・数と形⑥

いま、時計は何時何分？

時計の時間を読む問題です。鏡に映った時計の時間、何分か経過した時計の時間など、意外に脳を使うトレーニングです。しっかり計算して、何時何分かを答えましょう。

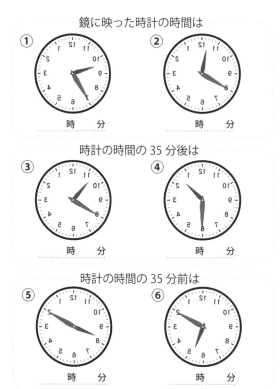

鏡に映った時計の時間は

①

時　　分

②

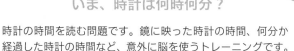

時　　分

時計の時間の35分後は

③

時　　分

④

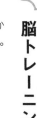

時　　分

時計の時間の35分前は

⑤

時　　分

⑥

時　　分

解答：①9時35分　②11時40分　③11時15分　④2時5分
⑤7時35分　⑥4時35分

自由に絵を描き込む

○△□の図形に自由に絵を描きましょう。ふだんは話したり、計算したり、左脳が使われています。思い浮かぶ絵を描きこむことで、右脳が鍛えられ、創造力豊かな、若々しい脳を取り戻すことができます。

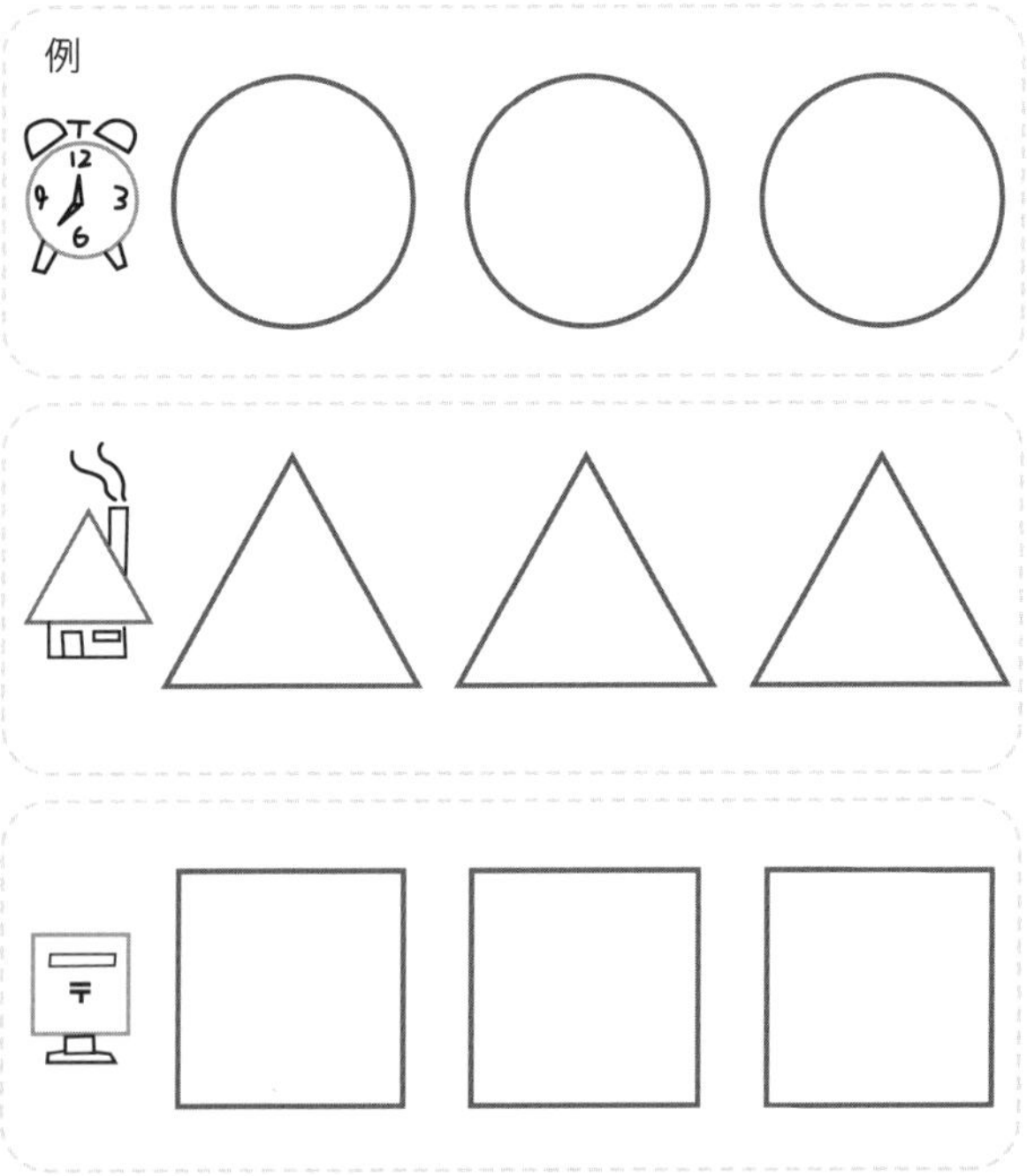

※図形は◇でも、×でも構いません。自分で考えて、どんどん挑戦してみてください。

第１章

暮らしの「健康長寿１分脳活」

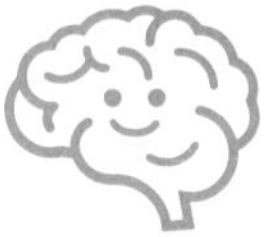

脳を鍛える決め手は「朝の30分」！目が覚めたらカーテンを開け、朝日を浴びよう

一日のスタートでもある朝は、脳にとって一番貴重な時間です。
そんな大切な時間ですから、気軽に、たった1分でできる脳活を紹介しましょう。

まずは目覚めたら、すぐにカーテンを開けましょう！

遮光カーテンなどで、朝でも太陽の光が入らず、真っ暗な寝室で寝ている方が多いようです。「シャッ」とカーテンを開けて、朝日を浴びましょう。最近の研究で、〝朝のカーテン開け〟には、生活リズムを作るのに大きな役割を果たしていることが分かってきました。

私達の体にある一日のリズムは、日中は活動モード、夜は睡眠モードにもともと設定されています。「体内時計」と呼ばれる機能で、不規則な生活が続いたりするとリズムが乱れて、日中に眠かったり、夜、眠れなくなったりします。「体内時計」のずれを元に戻すには、「カーテンを開けて朝日を浴びる」のが効果的なのです。

なぜ、朝日を浴びるとよいのでしょうか。太陽の光を浴びると、睡眠に必要なメラトニンというホルモンがストップして、体が活動モードに切り替わります。「体内時計」がキッチリ朝になり、生活リズムが整うのです。曇りや雨の日でも効果が期待できます。夜もぐっすり安眠できますので、ぜひお試しください。

また、ほとんどの人が寝起きは頭がぼんやりして、活発に脳が働いていない状態かと思います。この時間にオススメなのは、朝の散歩です。理想をいえば、自然あふれる公園や海のそばを30分ほどウォーキング。森の香りや波の音などで、リラックス効果バツグンです！「30分のウォーキングは難しいなぁ」という場合は、街中の散歩で、5分でも外に出て太陽の光を全身に浴びるだけでも脳がシャキッとしてきます。

私達が歩くときには、脳が指令を出して〝全身の筋肉の3分の2〟を使って一歩一歩、歩いています。散歩することで脳がどんどん活性化してくるので、意欲もモリモリわいてくるのです。

カーテンを開けて朝日を浴び、散歩で全身運動する頃には、脳も自然と活動モードになります。しかし、午前中がピークで、正午ごろからだんだん低下していきます。なんと、夜の7時以降では、午前中と比べて、半分程度に下がってしまう、という研究結果も出ています。

人生100年時代といわれていますので、中高年になってから新たな分野の勉強に励むチャンスも多いと思います。

新しいことを学ぶなら、朝が一番！　ぜひ、**「朝型人間」に変身しましょう。**

【朝起きたら、カーテン開けて朝日を浴びる】

①朝は、「シャッ」とカーテンを開けて、朝日を浴びましょう。

②太陽の光を浴びると、脳が活動モードに。生活リズムが整います。

③朝の散歩も大いにオススメ。脳がどんどん活性化して意欲もわきます。

④人間の記憶力は午前中がピーク。新しいことを学ぶなら、「朝型人間」になりましょう。

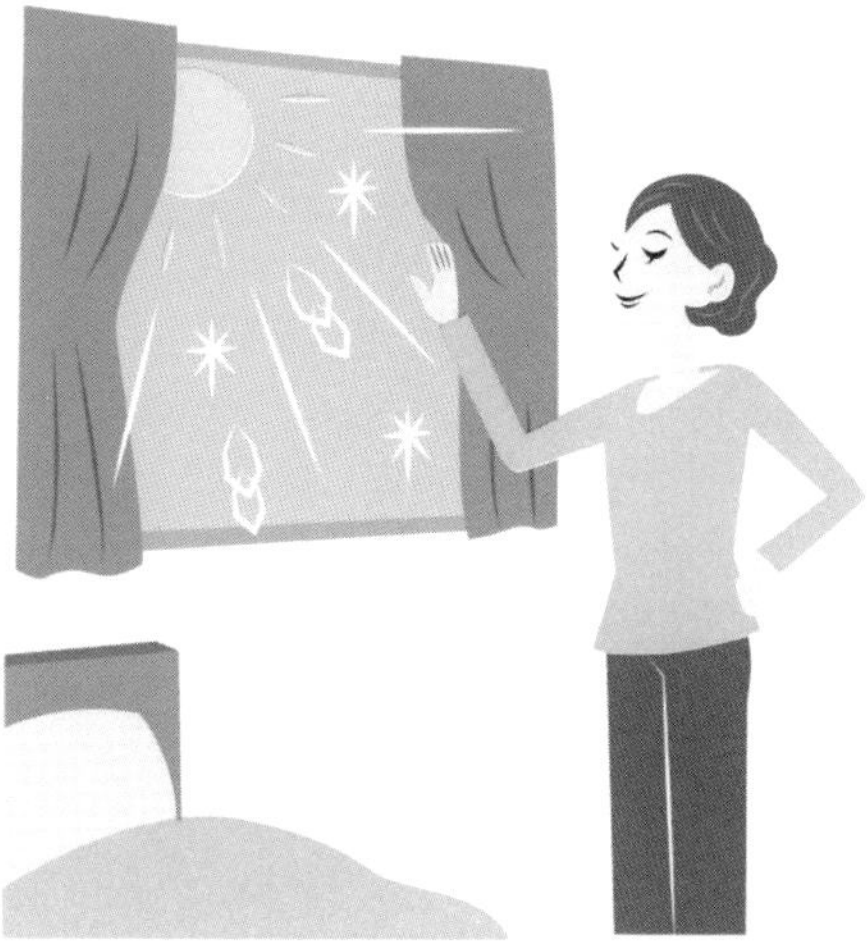

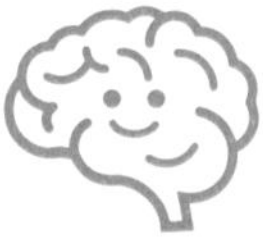

本や新聞の「音読（声を出して読む）」は、脳を活性化させる

一石二鳥ならぬ、一石四鳥の脳活ワザに「音読（声を出して読む）」があります。

小学校の頃、国語の時間に、教科書を声に出して読んだことがあると思います。脳活には折り紙つきのスゴ技で、実際に認知症患者の方が音読で認知機能の低下を防げた、という調査結果もあります。

脳は欲張りで、一度にたくさんの領域（脳の部位）を使うほど脳内の血流が増え、活性化します。

黙って黙読するときと、声に出して「音読する」場合は、どんな違いがあるのでしょうか。

私達は、日常なにげなく文章を読んでいます。ところが、「文章を読む」ためには、さまざまな脳の領域を使って読んでいるのです。

文字が縦や横に列になっていることを認識し、文字列の読み方や意味、文法の知識などを全て使って何が書いてあるのかを理解します。

音読の場合には、脳はさらに「発語する（言葉を発する）」作業を行います。発語する事で、聞く機能も使います。

目で黙読することで視覚部位を、読んで理解することで前頭前野を、発語して声を出す部位や自分の声を聞く聴覚部位も使うことになり、一度に脳の４部位を使うので、一石二鳥どころか、一石四鳥です！

さらに、立って音読すると足も使うので、全身の刺激にもなります。短めのコラムや社説を選んで読めば、１分で手軽に脳活ができます。お好みの本でもよいでしょう。

「音読」しているとき、脳内では、セロトニンというストレス軽減ホルモンが分泌されます。前頭前野の働きが活発になるので、アイデアがひらめいたり、考えをまとめる能力が高まります。同時に、感情をコントロールしやすくなるので、イライラしにくくなるといわれています。

新聞の「音読」の二次的な効果も、忘れてはいけません。新聞は毎日配達してもらうので、世の中の動きに関心を持ちやすくなります。

新しい用語なども解説されていて、知的好奇心を刺激する、ワクワクするようなニュースも飛び込んできます。脳の老化防止に有効です。

用語の意味を調べたり、検索したりすると、さらに好奇心が広がります。

また、声に出して「音読」すると、内容が記憶に残りやすくなります。勉強するときも使える裏ワザです。

手軽で、それこそ1分でできる脳活ワザである「音読」。

朝食後など、**時間を決めて毎日の習慣**にされてはいかがでしょうか。

【「音読」で脳を活性化】

①「音読」は、一石四鳥の脳活ワザです。多くの脳の部位を一度に使うので、音読だけで脳に大きな刺激になります。

②「音読」すると、セロトニンというストレス軽減ホルモンが分泌され、アイデアがひらめいたり、イライラしにくくなるといわれています。

③本以外の新聞などの「音読」では、ワクワクするようなニュースもあり、脳の老化防止にぴったりです。

④朝食後など、時間を決めて毎日の習慣にしましょう。

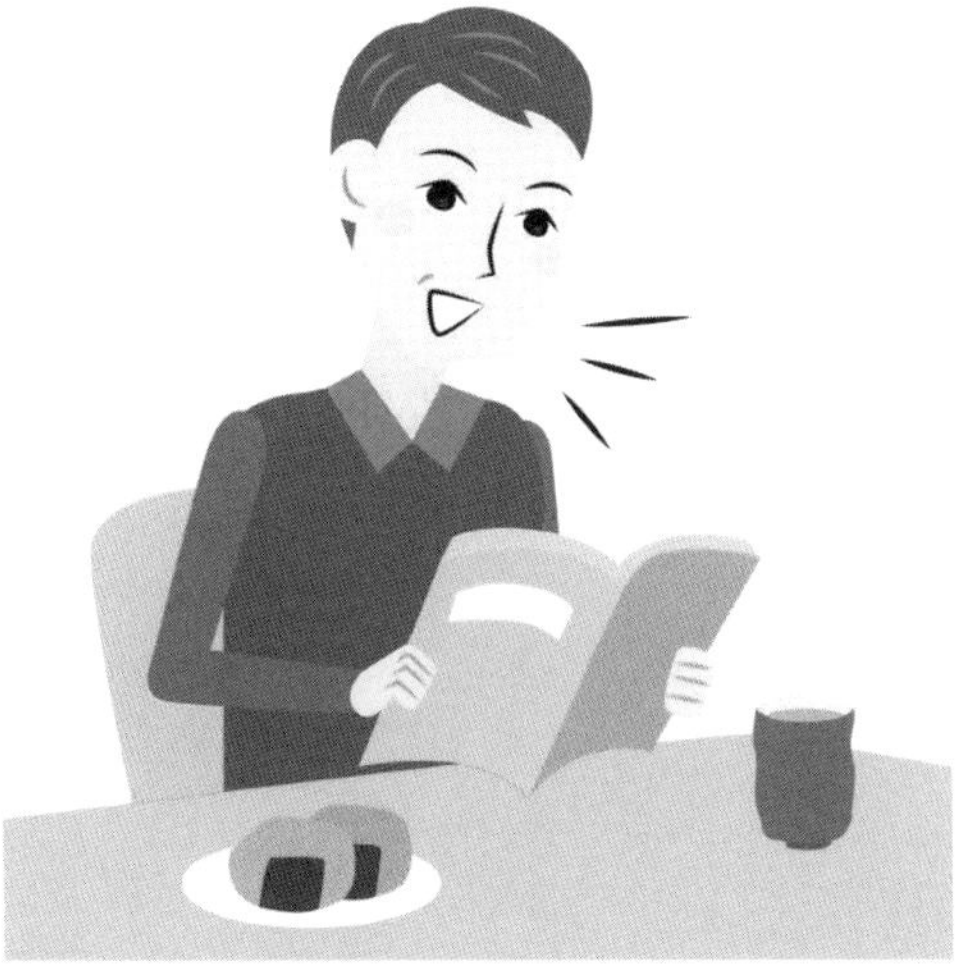

「2日前の日記」を書くことで、〝思い出し力〟をアップ

2日前の晩ご飯、さっと思い出せますか？　ほんの2日前のことですが、あらためて思い出そうとすると、ちょっと考えてしまうものです。細かなことですが、食事内容や服装、出かけた場所など、日常生活のさまざまなことを思い出すことは、記憶力の強化によいといわれています。

なぜ**2日前**の日記かというと、短期間の記憶をつかさどる海馬を活性化するのに最適だからです。この海馬、アルツハイマー型認知症では最初に影響を受ける脳の機能だと分かってきました。海馬を活性化することで、認知症予防にもつながるのです。

ひとくちに記憶といっても、2種類あります。短い期間で消えてしまう「短期記憶」

と、長い間記憶される「長期記憶」です。

目や耳を通して取り込んだ情報を一定期間保管する、「短期記憶」の保管場所が海馬です。海馬に繰り返し同じ情報が入ってくると、脳が「大切な情報だ！」と認識して大脳皮質に情報を送り、定着したものが「長期記憶」になります。

脳の認知機能が低下してくると、昨日のことはさっぱり思い出せないのに、学生時代のことはよく覚えているなどの現象が見られるようになってきます。これは、「短期記憶」が衰えてきているからです。そこで、**海馬を活性化して、「短期記憶」を鍛えるのが、2日前の日記**なのです。

「うーん、2日前の日記はちょっとハードルが高いな……」という場合も、心配はいりません。最初は、昨日の晩ご飯から思い出してみましょう。おいしかったひと皿は何でしたか。慣れてきたら、昨日着ていた洋服も一緒に思い出してみましょう。

思い出すことに慣れてきたら、いよいよ2日前の晩ご飯の〝思い出し〟にチャレンジです。食事内容のついでに、2日前の出来ごとを思い出して、日記に書いてみましょう。昨日のことはすぐに思い出せても、2日前となると、少しハードルが上がります。「何をしたかな?」と思い出そうとされるでしょう。

この、〝思い出そうとすること〟が、脳の活性化を強力にサポートします。日常生活の中では、なかなか〝思い出す〟チャンスは少ないもの。たった1分の〝思い出そうとすること〟で、脳はイキイキし始めます。

1分で思い出したら、「2日前の日記」にぜひチャレンジしてみてください。日記を手書きするのも、とてもよい脳活習慣。日常生活のほかの場面でも、〝思い出す力〟のアップを実感できるでしょう。

【２日前の日記を書く】

①2日前のことを思い出して、日記を書きましょう。2日前何を食べたか、誰と会ったか、楽しかったことは……と。

②スマホではなく必ず手を使って書くことで記憶力の低下を防ぐ効果があります。

③日記以外にも、手紙を書く、家計簿をつけるなど、手を使って紙に書き出すことを習慣にしましょう。

④文章を書くことは、高度な思考力を必要としますので、脳を活性化させます。

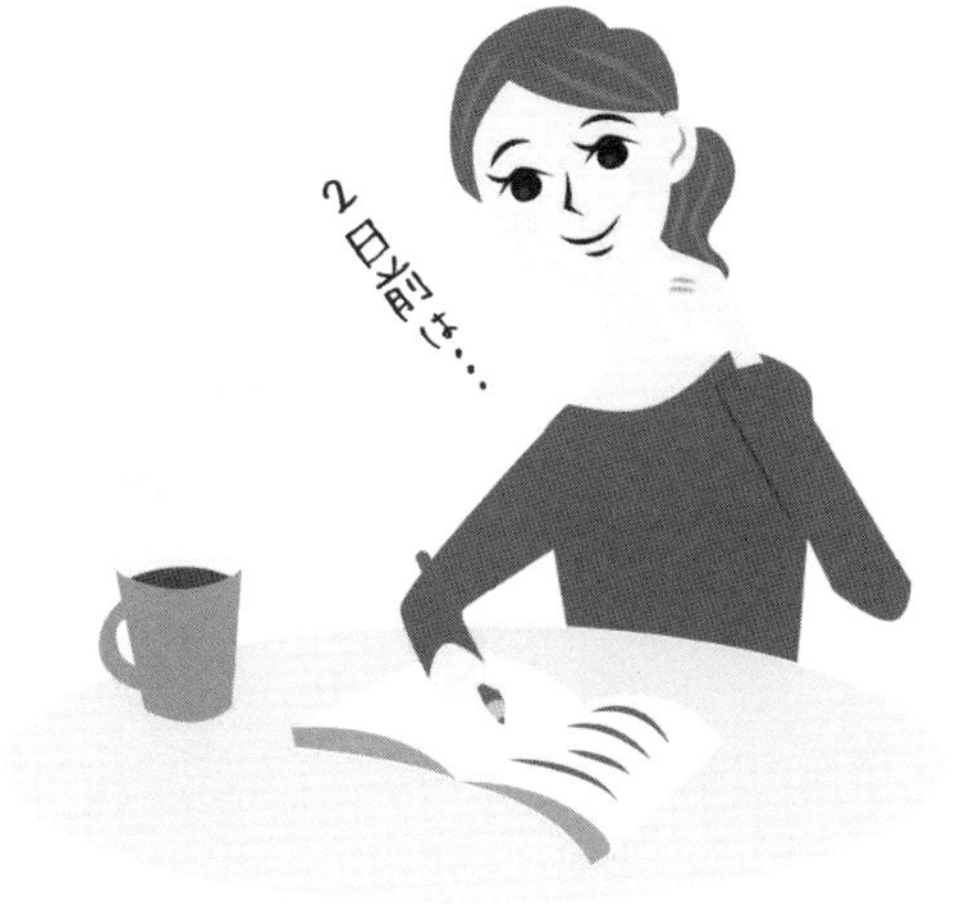

〝見た目が若い〟と脳も若い！おしゃれで、脳も心も若返る

「お若く見えますね」とほめられると、ちょっと気分が上がるモノです。

うれしいことに、**〝若く見られたい〟などの、外見を少し気にかけることは、脳の活性化に大きな効果があります。**

最近の研究で、おしゃれに気を配り、外見が若い人は、介護を受けるリスクが低くボケにくいという報告があります。

さらに、脳のＭＲＩ画像の若々しさと見た目年齢には、明らかな相関関係があるようです。脳のＭＲＩ画像で、萎縮が進んで認知機能が低下していると思われる人は、見た目も実年齢より老けていることが多い、というのが臨床の現場の認識です。

「昔から老け顔で……」と嘆くのは、ちょっと待ってください。〝若く見える〟という実際の外観が大事なのではなく、「見た目に気を配る心持ち」が、脳の活性化に効果的なのです。脳が活性化した結果、若々しい外見がだんだん身についてきます。

年齢を重ねてくると、おしゃれに対して消極的になってしまう人もいるようです。「今さら恥ずかしい」「おしゃれなんて、年甲斐もない」など言い訳はいくらでもありますね。

おしゃれがちょっと苦手な場合は、発想を転換して「身だしなみに気を配る」と考えてはいかがでしょうか。

毎日出かける必要がなくなると、一日中パジャマで過ごす人もいるのではないでしょうか。これでは、一日のリズムを整えることが、難しくなってしまいます。

朝起きたらきちんと普段着に着替える。そのまま朝の散歩に行けるくらいのスタイルに整えれば、脳がきっちり〝朝だ〟と認識して、生き生きと一日をスタートできます。

また、ポイントは、「ちょっとした変化」です。

たとえば、髪型を変える。髪の分け目を今までと反対側にするだけでも、見た目のイメージは随分変わるものです。これなら、たったの1分でOK！

鏡を見て、思わずニッコリできたら、新しいコーディネートに挑戦するのもよいですね。女性なら、ブローチなどのアクセサリーをひとつプラスしてみるなども、手軽な気分転換になります。


脳は、変化が起こると、〝刺激〟と捉えて活性化します。脳が活性化するとあなたの見た目がググッと若返るのです。鏡を見たときに、「何だか今日は若々しく見える！」と思うだけでも「うれしい」「楽しい」とワクワクします。そんな前向きの心の動きは、心と脳を若々しく元気にさせます。

〝見た目が若いは、脳も若い〟。

「歳相応に」なんて考えは、この際、捨ててしまいましょう。

【おしゃれで心も脳も若返る】

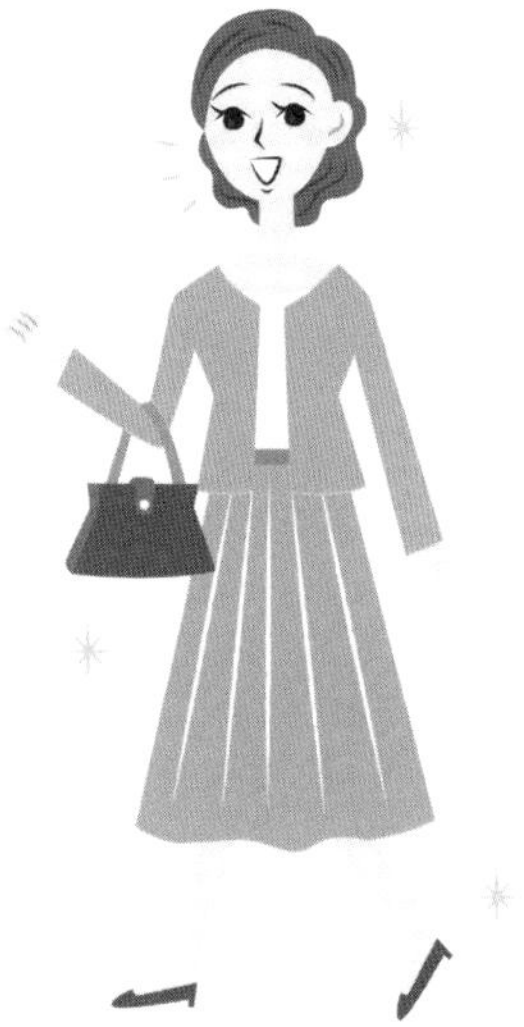

①“おしゃれをする”、外見を少し気にかけることは、脳の活性化に大きな効果があります。

②医療の臨床現場では、「脳のＭＲＩ画像の若々しさ（脳の若さ）と見た目年齢（見た目の若さ）には、明らかな相関関係がある」というのが通説です。

③おしゃれが苦手でも、「身だしなみに気を配る」と発想の転換をしてみてはいかがでしょう。

④脳が活性化する「ちょっとした変化」は、髪の分け目を反対側にするだけでも。１分でできる脳活です！

毎日「料理」をすることが、実は強力な脳トレに

食事は毎日のお楽しみ。ところが、食事をただ食べるだけ、ではもったいないのです。というのは、「料理」は強力な脳トレツールになるからです。

認知機能が衰えると、海馬がつかさどる「短期記憶」が低下しやすいというほかに、衰えやすい機能が、「注意分割機能」や「計画力」です。「注意分割機能」は同時進行で物事を進めるチカラ。「計画力」は、文字通り計画して、自分で物事を進めることです。

特別なことに取り組まなくても、日常生活の中でこの**ふたつの認知機能を同時に使うのが「料理」**です。

毎日、何気なく料理をしてきた人には、特別な脳トレとは思えないかもしれません。

実は「料理」には、分解すると何段階もの作業があるのです。
まず献立を考え、冷蔵庫の中身と照らし合わせて、必要なら食材の買い出しも。料理を始める前に、すでにさまざまな作業をこなしています。

いざ「料理」を始めると、下ごしらえをして、熱いモノは温かく、冷たいモノは冷やして食事の時間までに料理を完成しなければなりません。
さらに、汁物は深い食器に、おかずはお皿になど、ふさわしい食器に盛りつけ、テーブルにのせる段取りをつけるのです。材料を切りながらお湯を沸かす。野菜を洗ったら出汁《だし》をとるなど、自然にやっているようで、実は考えるチカラや記憶力、段取り力をフル活用しています。**「料理」は、立派な「計画力」トレーニングになります。**

献立作りでは家族の体調を配慮したり、季節の食材を使ったり。新しい調味料やメニューにトライすることも、大きな脳への刺激です。また、「料理」は、同時進行で作業を進める場面が多いもの。この同時進行でさまざまな作業を効率よく進めるには、脳の「注意分割機能」が重要な役割を果たします。

「料理なんて、サッパリ」という人も多いかもしれません。今までにあまり「料理」に携わってこなかった人こそ、大きな脳トレのチャンスです！

脳は、新しいことにチャレンジする際に、大きな刺激を受けます。料理の経験が乏しいほど、〝「料理」で脳活〟の余地は大きいはずです。

そうはいっても、ひと昔前まで、「男子厨房《ちゅうぼう》に入らず」なんてこともいわれていたくらいで、「料理は、インスタントラーメンなら……」という人もいるかもしれません。

「料理、ちょっと自信ないな」という人も、大丈夫。

まずは、〝食べたいもの〟を考えてみましょう。

出されたモノを黙って食べる、これは、ひとつの美徳です。作ってくれた人に、「おいしかったよ」というと、感謝されるに違いありません。そんな人が毎日の食事を脳トレに活用するには、一歩踏み込んで〝食べたいもの〟をリクエストしてみてはいかがでしょうか。これなら、手軽に1分で完了です。

さらに、最近流行の調味料を試してみるとか。スーパーマーケットに買い物に行って刺激を受けるのも、大いに脳トレになります。

少し料理に興味が出たら、テレビの初心者向け料理番組や、今ならユーチューブで作りたい料理の動画を見るのも参考になります。「自分で作ってみるか」という気持ちがわいてきたら、大成功。脳が活性化して、ワクワクしてきます。

また、外食やお惣菜より、自分の料理は添加物を避けてヘルシーに作れます。野菜たっぷりにひと工夫すれば、さらに健康的に。家族や、友人など、誰かと食卓を囲むチャンスがあれば、心の栄養にもなります。

「料理」を作るチャンスは、それこそ1年に365日あります。

身近な機会を活《い》かして、イキイキ脳活しましょう。

【「料理」は強力な脳トレ】

①「料理」は強力な脳トレツールになります。

②というのも、「料理」は認知機能をつかさどる海馬の「注意分割機能」や「計画力」を同時に使うからです。

③料理に自信ない人も、大丈夫。まずは、"食べたいもの"を考える、" 買い物に行く" なども、大いに脳活になります。

④毎日「料理」を作ることで、" 素材の調達"" 段取り" など考えるチャンスが生まれて、一段と脳が活性化します。

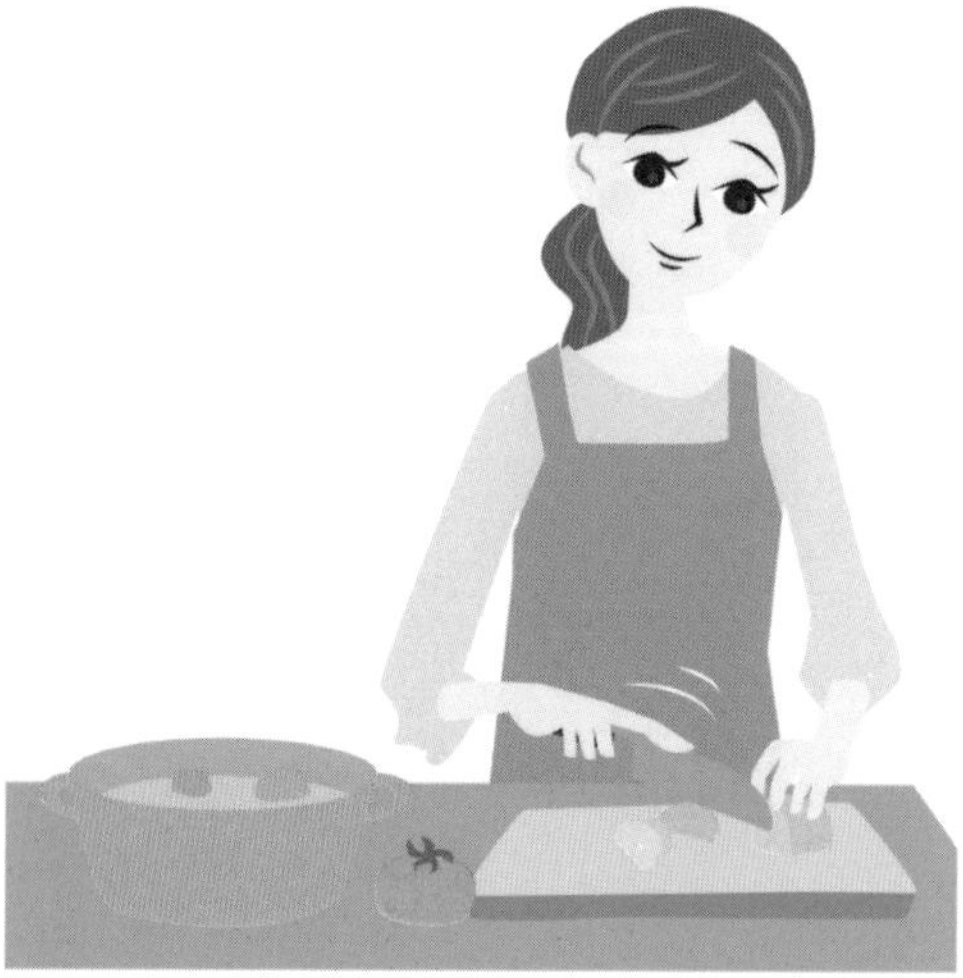

〝幸福度〟が寿命を延ばす!?「ときめき」シートで脳をイキイキ

最近の研究報告では、「主観的幸福度」、自分で〝幸せだなぁ〟と思っているかどうかで、その人の寿命が変わってくるというデータがあります。

実際の環境にかかわらず、本人が喜びや幸せ、楽しく思うポジティブな気持ちがあると、心身にかかるストレスが減り、さまざまな病気のリスクが下がり、好循環が長寿をもたらすと考えられます。

「いまさら〝幸せだなぁ〟、なんて改めて思えるかな?」と疑問がわく場合は、ドキドキ・ワクワクして、ときめく時間を増やしましょう。この「ときめく」ことで、神経伝達物質のひとつであるドーパミンの分泌をうながす部位が活性化します。ドーパミンは、快感や多幸感を得たり、意欲を生み出したりする脳内ホルモンの一種です。「ときめく」ことと、幸福感が増すわけです。つまり、幸せを感じて〝幸福度〟が高まり、寿命が延《の》びることになるのです。幸せを感じると寿命が延びるなんて、夢のようですね。

また、好きな異性に「ときめく」ことでエストロゲン（女性ホルモン）が大量放出され、海馬が活発に活動しはじめて脳を刺激します。

〝脳の認知機能を高めるには、海馬を刺激する！〟と「2日前日記」の項でお知らせしましたが、**「ときめく」ことは、脳の認知機能を高めることにもつながります。**脳の老化予防や認知症予防にも役立ち、一石二鳥です。

恋愛だけでなく、「お、素敵だな」「ドキドキする」と思うだけでも、「ときめき」は十分。テレビで見た素敵な俳優さんに「ときめき」を感じる……その1分で脳は活性化します。そのほか、趣味に夢中になる、気の合う友人に会う、映画などを感情移入して見るときなども、「ときめき」で脳が活性化します。

そうはいっても、「すっかり『ときめき』なんて、ご無沙汰です」という場合もあるでしょう。そんな時は、過去に目を向けてみましょう。

昔、夢中になったアイドルや歌手の曲を聴いてみる。ちょっと離れていた趣味や習い事を復活させて、トライする。思い出の映画を再鑑賞する。興味がわいたことを調べてみるなど、一度書き出してみてはいかがでしょうか。「ときめき」再発見のヒントになるかもしれません。次ページの「ときめき発見！シート」をぜひ活用してください。

意外に思えるかもしれませんが、〝脳や体によい習慣〟がストレスになっていることもあるようです。たまにはパーッとハメを外して、健康習慣を忘れて好きなことをしたり、好物を解禁したりすることは、ちょっとした刺激になって、逆に脳や体の健康に効果的に働くことも。

認知症予防はとても大切な習慣ですが、私たちの究極の目的は、〝元気に長生きすること〟。毎日「ときめき」を忘れずに、幸福度を上げていきましょう。

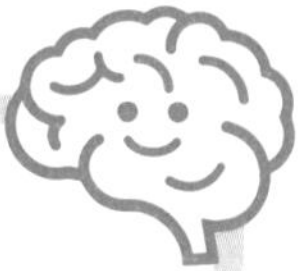

〈ときめき発見！シート〉

子どもの頃から今までに、**好きだった曲・歌**を３曲以上書き出してみましょう。また、その頃、何をしていましたか？

1

2

3

4

5

お気に入りの本を３冊以上書き出しましょう。また、その頃、何をしていましたか？

1

2

3

4

5

好きだった歌手・俳優・タレント（アイドル）を３人以上書き出しましょう。また、その頃、何をしていましたか？

1

2

3

4

5

思い出の**場所**、行ってみたい**ところ**を書き出しましょう。

書き出したものから、もう一度**「ときめき」**になりそうなモノをピックアップしましょう。

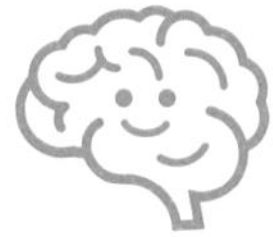

「人に会う」「人と話す」「人を思いやる」コミュニケーションで脳活！

簡単！〝1分でできる脳活〟で、とてもオススメなのが「あいさつ」です。

脳を活性化させて若々しく保つには、人と会ったり、会話を交わしたりするコミュニケーションが有効であると、医療や研究の現場で実証されています。一番簡単にできることのひとつが、「おはよう」などのあいさつです。

家族と同居している人は、朝は「おはよう」、出かけるときの「行ってきます」など、行動のおりおりに声をかけ合いましょう。声をかけたら、気持ちも上向きます。顔色はどうか、落ち着いて安心しているかなど、〝思いやる〟こともコミュニケーションの一部です。

ひとり暮らしの人でも、朝夕の散歩で近所の人に「おはようございます」とあいさつしてみる、行きつけのお店のスタッフに声をかけるなど、コミュニケーションの場面は意外に多くあります。

顔見知りの人に笑顔であいさつすれば、お互いに毎日あいさつを交わす習慣ができるかもしれません。短時間でも、ほかの人と会話することは、言葉を選んだり、相手の状況を配慮したりなど、意外に頭を使い、脳を大いに活性化させることになります。

「おはよう！で脳活」を朝の健康習慣にしてはいかがでしょうか。

反対に、コミュニケーションが少ない場合の研究報告もあります。オランダ・アムステルダム自由大学医療センター精神科の研究報告では、ひとり暮らしや家族・友人からの援助がない「社会的孤立」に陥《おちい》っている人、孤独感をかかえている人の場合は、認知症の発症率が2・4倍も高かったとのことです。

孤独感は、人と会って話すことで解消することができます。誰かとコミュニケーションをとるだけで脳は活性化し、孤独感も解消するなら、とても効率のよい脳トレになるでしょう。

ただし、〝ストレスになる人間関係〟の場合は、かえって脳に悪影響があります。「誘われたから」「恒例になっているから仕方ない」と、会合などにしぶしぶ参加しても、かえって気疲れてしまいます。そんな場合は、ムリに出かける必要はありません。「ほかに予定が入ってしまって……」など、上手にお断わりする方法を考えることも立派な脳活です。人間関係を考え直す、これもイキイキ暮らすための立派な知恵です。

一方、〝人とのつきあい自体が億劫《おっくう》〟になってくる場合も。ちょっとお疲れモードかもしれませんね。そんな場合も、いったん出かけて人に会うと、さまざまな刺激があって、疲れも忘れることができるかもしれません。「会って楽しい」「刺激を受けてウキウキする」そんな心踊るような、人づき合いを広げたいものです。

ひとり暮らしの人や定年退職などで仕事をしていない場合は、他人とコミュニケーションする機会が少なくなる可能性があります。そんな人ほど、積極的に誰かに会い、話す予定を入れましょう。「1分 脳活!」と割り切って、「今週は誰々さんと話す」「○

◯さんと会う約束をする」などを自分の目標にして、取り組んでみてはいかがでしょうか。

約束をすること自体が、ひとつの楽しみになります。そして、出かける際は、〝おしゃれ〟に気を配りましょう。自分でも気分がよいですし、お会いする方も、「おしゃれしてきてくれたのか」とうれしい気持ちに。ウキウキしますね。

実際に出かけて行かなくても、最近はインターネットなどを使った、ＳＮＳのコミュニケーションが花盛りです。「何十年ぶりに幼なじみと連絡がついた」「有名人とコミュニケーションをとれた」など、ほかでは考えられないＳＮＳならではの新しい交流が広がっています。

投稿スタイルも、一般に情報を流すサイトから、写真のみなど、さまざまです。新しいコミュニケーションの場として、トライしてみても楽しいかもしれません。

さまざまな形のある〝最強の脳活〟、コミュニケーション。活用してみてはいかがでしょうか。

【コミュニケーションで脳活！】

①「あいさつ」や「人とのコミュニケーション」は医療や研究の現場で、脳活の効果が実証されています。

②「おはよう」「ありがとう」、近所の人にあいさつしたり、行きつけのお店のスタッフに積極的に声をかけるようにしましょう。

③誰かと話すことで、脳は元気になります。電話でもかまいません。

④ちょっと億劫な場合は、"1分脳活"と割り切って、積極的に誰かに会い、話すことに取り組んでみてはいかがでしょう。

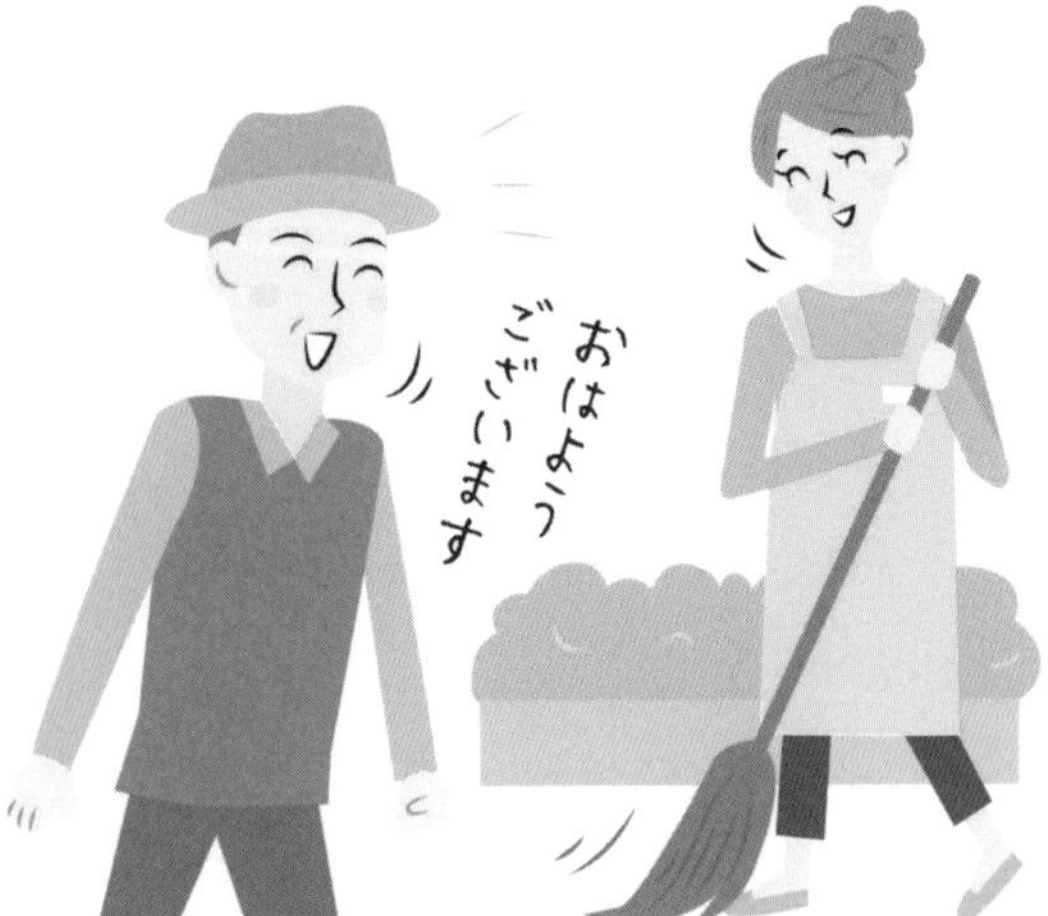

〝利き手〟と〝反対の手〟がポイント!? 日常生活で右脳・左脳のトレーニング

あなたの〝利き手〟は右手ですか？　それとも左手でしょうか。日常生活の場面では、〝利き手〟を使う場面が多いはずです。歯磨きも、食事の際に箸《はし》を持つのも、ペンを持つのも電卓も〝利き手〟で、という人がほとんどかと思います。

脳は、新しいことにチャレンジすると活性化します。そこで、歯磨きなどの日常生活の場面で、**あえて〝利き手〟と〝反対の手〟を使うと、脳活になります。**

右手が利き手の人が左手で歯磨きをすれば、１分脳活です。

「歯磨きぐらいで脳活なんて、大げさな」というあなた、一度トライしてみてください。はじめは、「おおっ!」と驚くほどの違和感と、頼りない感触です。歯磨き自体はそれほど難しい作業ではないものの、「ちゃんと磨けたかな」と心配になるほどです。

利き手ばかり使うと、右利きの人は左脳が、左利きの人は右脳が優位になるという説もあります。

その現状を変えるためにも、「新しいチャレンジ」として〝利き手〟と〝反対の手〟を活用しましょう。毎日トライできる脳活になります。

お箸やペンを〝利き手〟と〝反対の手〟で使うのは難易度が高いかもしれませんが、電卓の入力やお風呂での体洗いなどは、トライしやすい場面でしょう。

何気ない日常生活の場面で、脳活のチャンスを活用してみましょう。

【 利き手″と″反対の手″を使おう】

①″利き手″と″反対の手″を使うと、脳活になります。

②脳は小さなことでも、「新しいことにチャレンジ」すると活性化します。

③歯磨きやペンで字を書くこと自体はそれほど難しくはないはずです。それを逆の手で行うことで、「おおっ！」と驚くほどの違和感、脳が活性化している証拠です。

④お箸やハサミを使う際にもチャレンジしてみましょう。

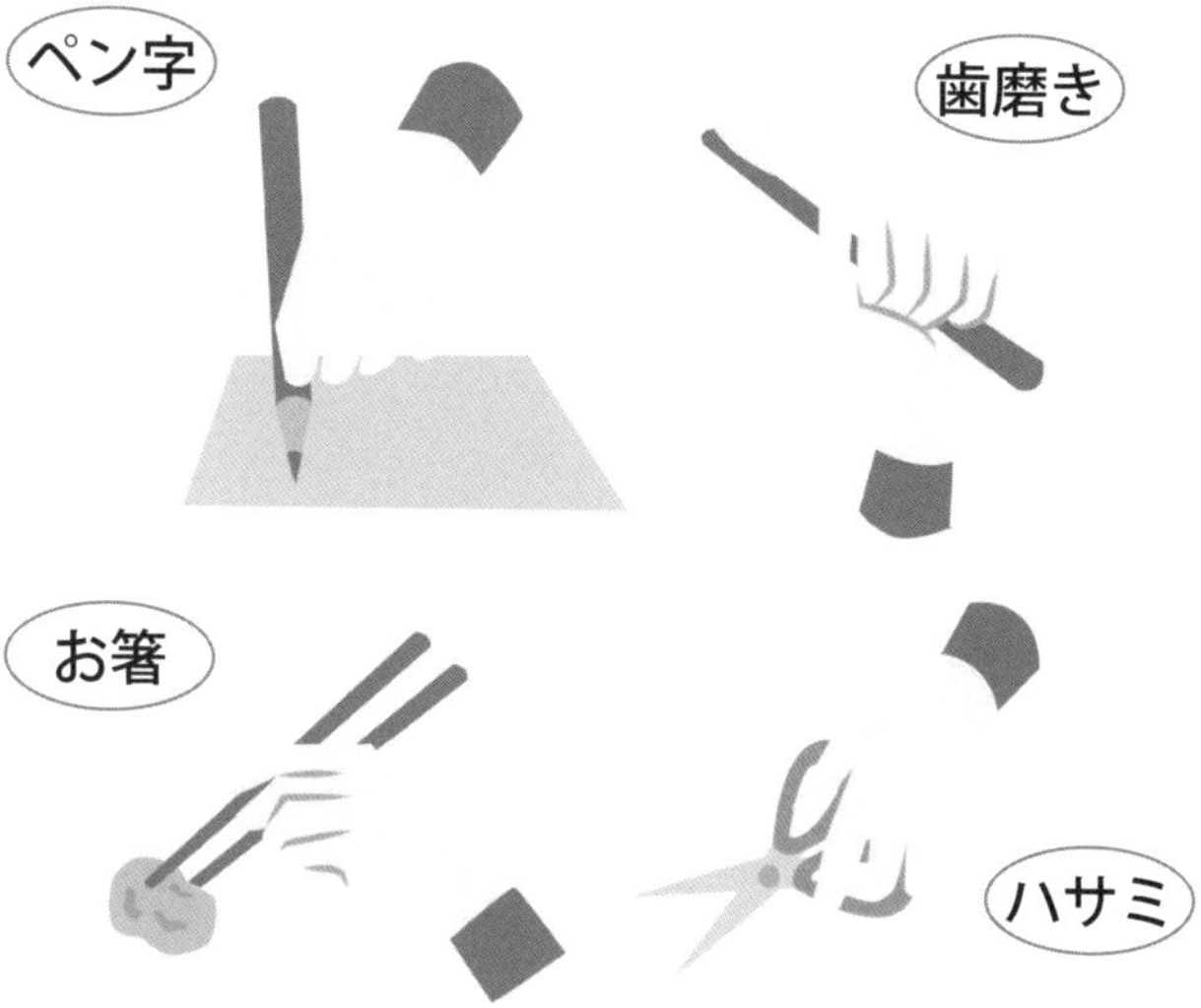

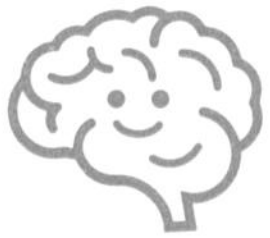

最強の記憶法、「体で覚える」「体に記憶させる」

「脳活なのに体で覚えるの?」という疑問はごもっとも。体で覚えている、といっていますが、じつは覚えているのは〝脳〟です。あたかも体で覚えてしまっているように、無意識に行動できる状態を**「手続き記憶」**といいます。

小さな頃、自転車の乗り始めは、何度も転んだりして乗り方を覚えた人が多いでしょう。ところが、乗り方を覚えてしまったあとは、いちいち「自転車の乗り方」を考えて乗る人はいないはず。体で覚えたような記憶は、なかなか忘れにくいという特徴があります。

自転車の乗り方のほかにも、自分の名前の書き方。今までに何度書いてきたか分かりませんね。すっかり体に染みこんでいるはずです。

一方、歯磨きなどの「習慣」も、体で覚える記憶の一種です。毎日何気なく繰り返すうちに体が覚えて、「食後は歯磨き」と無意識に行動します。

「えっ、忘れにくいなら、ぜひ体の記憶法を取り入れたい！」という場合は、自転車の乗り方を覚えた頃を思い出してみましょう。

何かを体で覚えるには、何度も繰り返すことです。

最初は脳にとって新しい情報ですが、繰り返すうちに定着して、「手続き記憶」として無意識にできるようになっていくでしょう。

「頭で覚える記憶」と「体で覚える記憶」。ぜひ、このふたつの脳の力を、どちらも活用してみてはいかがでしょうか。

【「体で覚える」記憶法】

①自転車の乗り方など、体で覚えているかのように無意識に行動できる状態を「手続き記憶」といいます。

②洗顔や食事、運動などの体で覚えた記憶は、忘れにくいのが特徴です。

③新しいことでも、毎日何度も繰り返すことで無意識にできるようになっていきます。

④「頭で覚える記憶」と「体で覚える記憶」、このふたつの脳の力を活用しましょう。

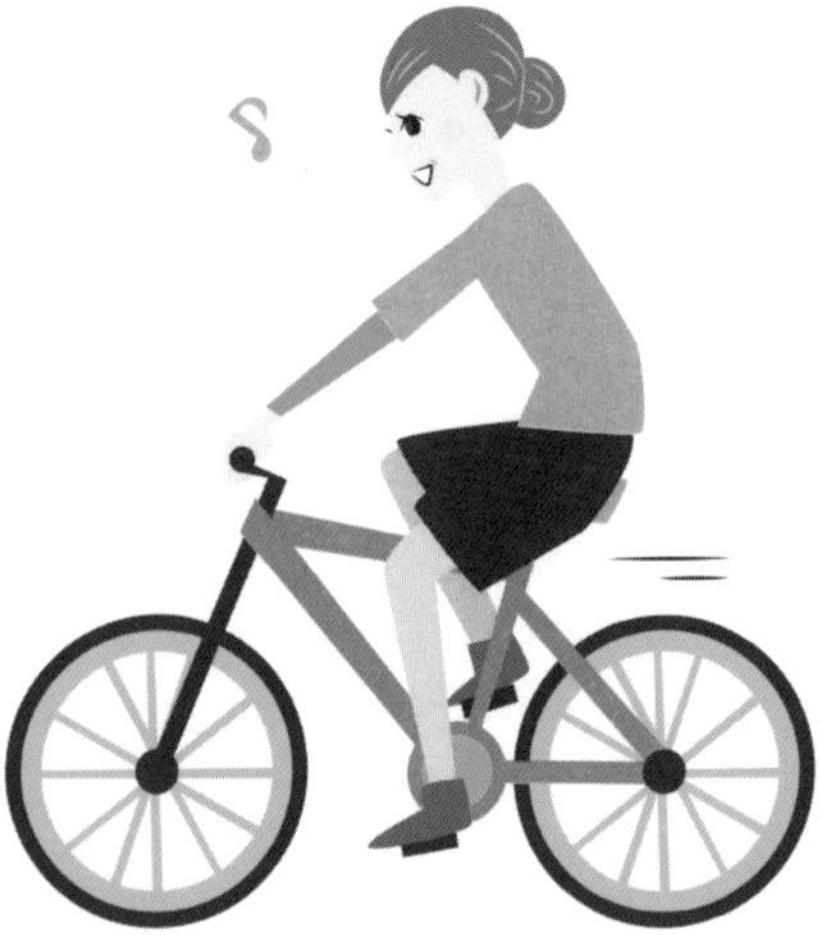

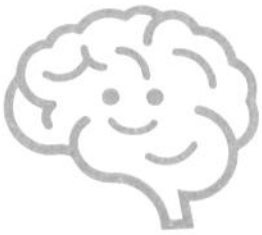

旅行でイキイキ！
旅は脳の若返りの特効薬

日常生活を離れて、旅行に出ると、何ともいえない開放感があります。

旅に出ることそのものが、脳の認知機能を高めてくれるのではないか、と２０１６年、東北大学加齢医学研究所は旅行会社と共同で「旅行が認知症予防にもたらす効果の研究」を開始すると発表しました。

研究はまだ始まったばかりですが、事前調査では、過去5年間の旅行回数が多い人ほど「人生の失望感が低い」などの結果が得られたそうです。「旅行する頻度の高い高齢者は、主観的幸福感やストレスへの対処能力が高く、認知機能が低下するのを抑制している」という仮説をもとに研究を進めているとのこと。

「旅行」と思うだけでワクワクするのに、脳も活性化されるなら、またまた一石二鳥の脳活です。実際に旅に出掛けるのは時間がかかりますが、「そうだ、○○へ旅に出よう！」と思うだけなら1分でOK。手軽な1分脳活です。

「旅行」というと、「何日も休めない」「泊まり旅行は荷物が重くて……」と、腰が引けてしまうことも。そんな場合には、〝日帰り旅行〟はいかがでしょうか。

いつもと違う交通手段を使う、土地の名物を昼食に楽しむ、記念写真を撮るなど、日帰りといえども、立派な〝旅行〟になります。身軽に、また手軽に出かけられるのがとてもよい点です。

知らない土地に出掛けると、右脳が強力に活性化されるといわれます。ふだんと違う刺激をたっぷり受けて、脳の活性化には効果絶大です。

日帰りに限らず、旅行といえば、事前準備が楽しいモノ。土地の名物を調べたり、撮影ポイントを確認したりと、「旅の計画を立てる」。この時、脳はフル回転しています。今まで経験したことがない、新しいことにチャレンジするからです。脳活のポイントは、〝新しさ〟なので、近場の日帰り旅でも効果は絶大です。

旅の計画で、さらに欲をいえば、自然が豊かな場所を訪問するプランはいかがでしょうか。自然の中で過ごすと、ストレス解消の効果が高いとの研究が発表されています。豊かな緑の林や海辺では、それぞれの場所で体によい健康成分が空気中に含まれています。

自然のなかでのハイキングやキャンプもオススメです。地図や磁石を頼りにアップダウンのある道を歩き、ふだん目にすることのない空の広さを感じるだけでも、出掛ける価値は大いにあります。森の木々のざわめきや、寄せては返す波の音には、脳波をリラックスした状態にする効果もあると報告されています。

旅を楽しんで帰宅したら、旅のアルバムを作ってみましょう。

写真を整理するアルバムづくり、実は脳を鍛える要素が満載です。新しい経験を整理して、アルバムを作ると、旅行の場面を何度も思い出すことになり、記憶が定着しやすくなります。同行者と想い出を話し合うと、幸福感が高まります。

旅のチケットや写真を貼りつけてデコレーションする旅日記を作ることもオススメです。楽しい旅の思い出は、次の旅への意欲を高めます。また、同行者との思い出のシェアにも役立ち、最高の旅の記念になります。

日常生活をしばし忘れて、近くでも、短時間でも大いに効果がある「旅行で脳活」。積極的に楽しんでみてはいかがでしょうか。

【旅は脳の若返りの特効薬】

①「旅行に行く」と脳が活性化される、という研究が始まっています。

②実際に出かけなくても、「そうだ、旅に出よう！」と思うだけで脳活になります。

③脳活のポイントは、“新鮮さ”なので、近場の日帰り旅でも効果は絶大です。

④帰宅後は、旅のアルバム作りを。脳を鍛える要素が満載です。作ったアルバムを何度も見返すと記憶が定着しやすくなり、幸福感も高まります。

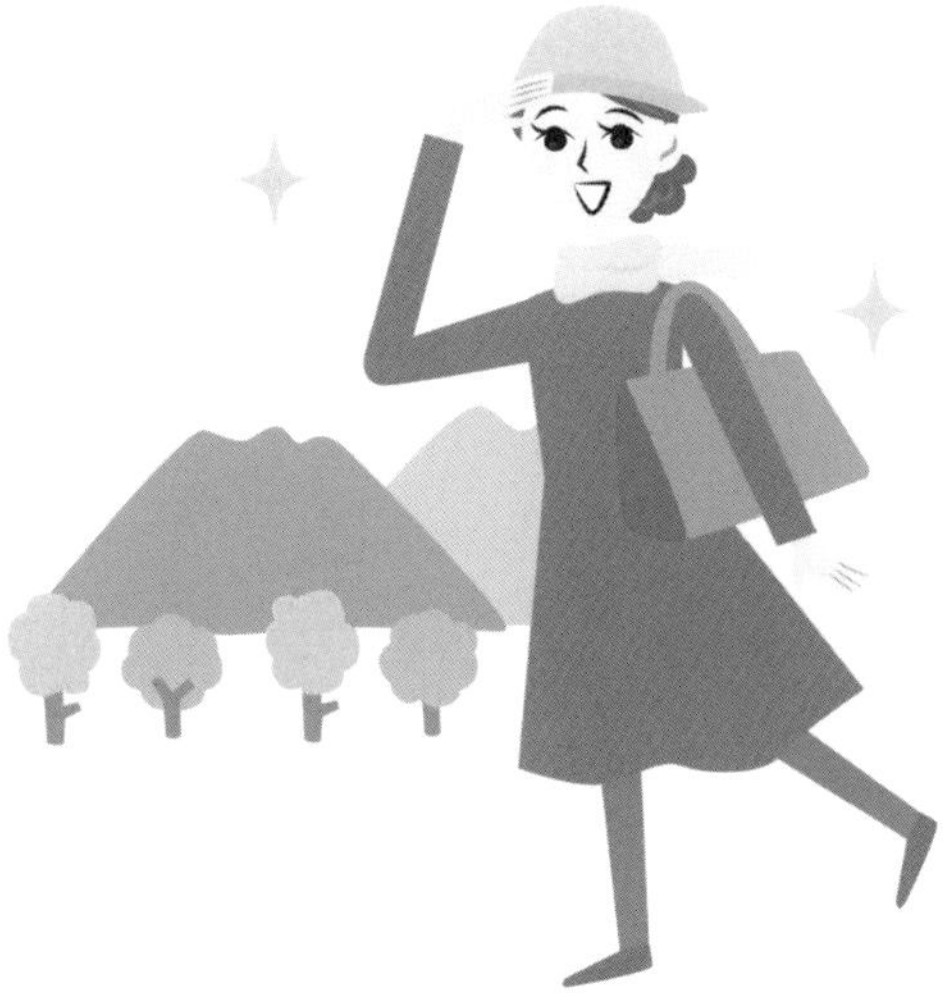

「趣味」を持つことは、脳にいいことばかり

イキイキと趣味を楽しんでいる人は、いつまでも若々しいです。
というのも、趣味は脳によい効果が一杯だからです。「今までは忙しくて、趣味にまで手がまわらなかったな」という人は、今からでも遅くはありません。時間に余裕ができたら、何か始めてみませんか。

趣味でオススメなのは、〝手指〟を使って行うモノです。編み物や洋裁・和裁、小物作り、陶芸・絵画といった、手指を使って何かを作る趣味はいかがでしょうか。序章でお伝えしたとおり、手指を使うと脳の血流量が活発になります。脳を活性化するには断然、手指を使う趣味がオススメです。

また、何かを作り上げるには、デザインや手順を考える想像力、段取り力が鍛えられます。集中して取り組んで、完成させると「できた！」と達成感を得て、スッキリすることができます。

小さなことでも、達成感は、〝幸福感〟につながります。この一連の過程が全部脳の栄養になり、大いに脳活となるのです。

書道や絵画、塗り絵や切り絵などは、比較的簡単に始められます。手軽で脳にいいカラオケや料理も脳活の効果が期待できます。囲碁や将棋、流行のボードゲームといった知的なゲーム系は、人とのコミュニケーションもとれ、脳によい刺激が一杯です。体を動かす運動系の太極拳やダンス、日舞、ヨガもオススメします。

趣味の種類は問いません。とりあえずはじめてみる、ここがポイントです。

そうはいっても、「サラリーマン生活40年、無趣味で通して、どうしてよいのやら」と、糸口が見えない人もいるかもしれません。そんな場合は、趣味の見つけ方のヒントがあります。

◆子どもの頃や学生時代にやったことがある趣味に再チャレンジ
◆趣味番組をチェックして、興味があるモノをさがす
◆地方自治体の生涯学習センターで、学習講座や趣味教室に参加してみる
◆知り合いの趣味に〝お試し参加〟させてもらう

「ちょっと気になる」くらいの関心がわいたら、とにかくやってみてはいかがでしょうか。「……ちょっと違うみたい」と思ったら、気楽に次を探せばよいのです。新しいことにチャレンジする、それだけで大いに脳にはよい刺激が満載です。

ここでポイントは、「趣味を見つけなくては」と気にし過ぎないことです。気軽にトライしましょう。

気軽な趣味のなかでも、カメラでの撮影は脳活によくポイントが高めです。というのも、何を撮りたいか決めたら、キレイに撮れる場所に出かけたくなります。紅葉ならここ、桜ならあちらなど、計画にも熱が入ることでしょう。立派な脳トレになります。いざ現地入りしても、よりよいアングルを求めて移動すると、思いがけず長い距離を歩けることになるかもしれません。よりよい被写体を求めて、視野を広く保つこともできます。

「カメラは、機材が高いから」と敬遠する人もいるかもしれません。最近は、スマホでもびっくりするような本格的な撮影が可能です。後づけレンズなどで広角撮影などもでき、画像加工ソフトも数多く出ていますので、撮影後の整理や加工も楽しめます。思い描いていた写真が撮れたら、達成感で幸福度が一気に上がります。

ちょっとハードルは上がりますが、ピアノなどの楽器を弾くと、脳は高度な機能をフル活用します。両手を使い、左右の手で別々の作業をこなし、楽譜を読みながら演奏する。**「認知症予防にはピアノがよい」**といわれるユエンです。たとえ上手に演奏できなくても、楽しむことで、脳は若返ります。

【「趣味」で脳活！ はいいことずくめ】

①趣味は脳によい効果が一杯。

②とくに、“手指”を使う趣味がオススメ。手指を使うと脳の血流量が活発になり、効果絶大です。

③無趣味でも、「昔やったことがある」「趣味教室に参加する」など、関心がわいたらチャレンジを。それだけで脳によい刺激が。

④「写真を撮る」「楽器を弾く」ことも脳活にオススメの趣味です。

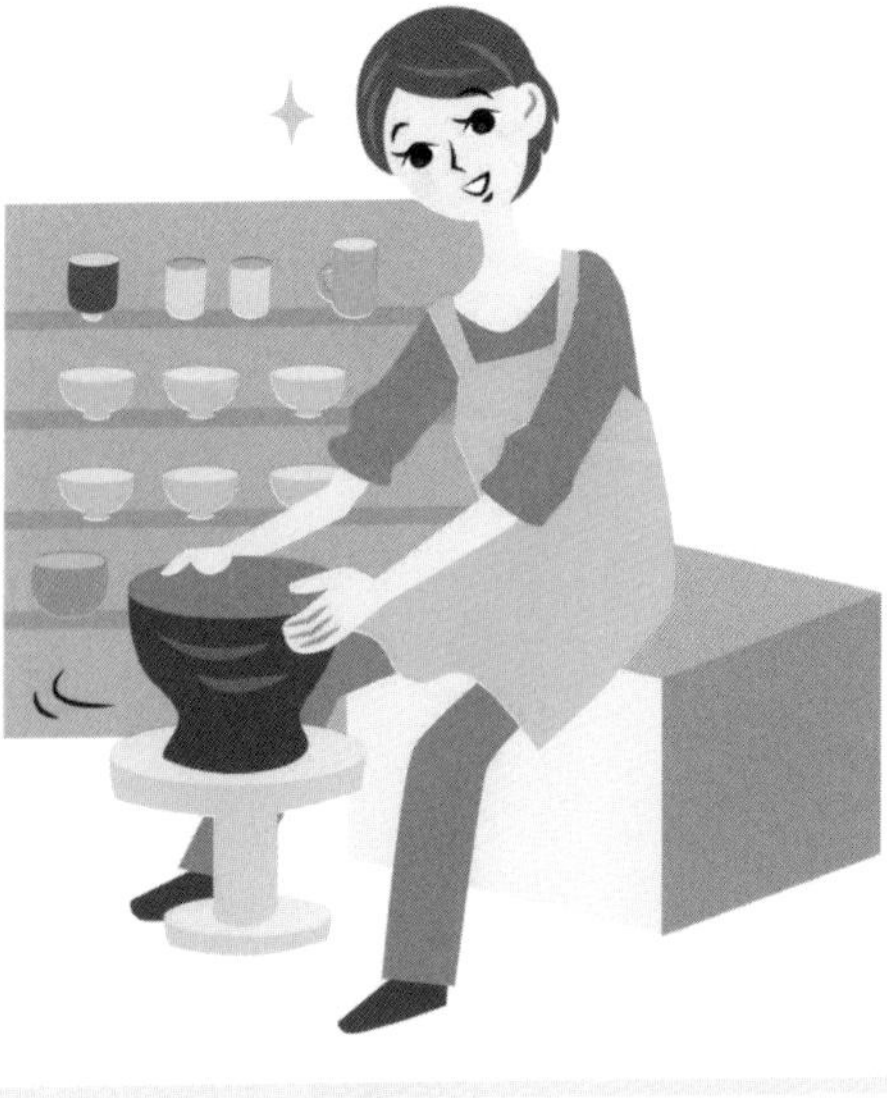

〝新しいモノ好き〟に幸あり！ チャレンジで脳を活性化

新しいことにチャレンジしていますか？

好奇心旺盛で、つぎつぎに新しいことにチャレンジする人は外見も若々しいものです。「外見の若々しさは、脳の若々しさ」なので、脳も活性化しているはずです。脳機能の専門家で医師の加藤俊徳氏が、「好奇心は脳の最高の栄養素」と述べているほどです。

最近はインターネット環境が整って、新しいサービスや電子機器がつぎつぎに出ています。サービスも目まぐるしく変わっていきますので、「ちょっとおもしろそうだな」と思ったら、便利なネット検索で調べてみましょう。１分でできる、脳活です。

ネットのサービスだけでなく、新たな趣味にチャレンジする際も、どんな準備が必要かなど、ネット検索で雰囲気を調べてみるのもイメージをかきたてる上で、オススメです。どのような教室などがあって、どんな人が対象で、費用はいくらくらいかとか、たちどころに分かる、便利な時代になってきました。

背景が分かったら、一度トライしてみてはいかがでしょうか。

ネット検索をはじめ、昔なら何かを調べるにも、電車に乗って図書館へ行き、司書の方に検索の相談をして、いざ調べるという多くの手順が必要でした。今なら、自宅にいながら、手軽にスマホで検索することができます。

こんな恵まれた環境にいるのですから、チャレンジするのに、「遅過ぎる」ということはありません。そろそろ「歳だから」と、年齢を言い訳にチャレンジを放棄するの、止めにしませんか。一度演奏してみたかった楽器はありますか。美術品を鑑賞する側から製作する側になりたい、そんな憧れはないでしょうか。料理で新たな食材にチャレンジすることだって、脳に新鮮な刺激になります。

もし、新しい趣味やチャレンジが三日坊主で終わっても、大丈夫です。３日続いたのです。次にいつかやりたくなったら、また始めればいいのです。

キーワードは、〝とりあえず、始める！〟です。

チャレンジしてみたけれど、「これは、ちょっと難しかったな」ということもあります。気にせず次を探しましょう。少なくとも、チャレンジした事実は残ります。〝話のタネに〟してしまうくらいの、ポジティブ思考でいきましょう。

自分で楽しめることをどんどん増やせば、新しい刺激も受けられます。そうして人生を楽しみ、幸福感のある日々を過ごすと、脳もウキウキして、さらに活性化します。よいことだらけの「好奇心で新たなチャレンジ」を、今日からはじめてみましょう。

入浴でアンチエイジング⁉ 脳のリフレッシュはお風呂にあり

就寝前の入浴は、「あー、今日もお疲れさん！」と自分をねぎらう至福の時間です。一日の疲れをとり、心身ともにリラックスすることで、疲れも気分もサッパリ、心地よい眠りに入れます。

私たちの体は体温が下がるときに眠気を感じるので、夜の入浴は、理想的には眠りにつく1～2時間前に、37～40℃のぬる目のお風呂に20～30分ほどゆったりつかります。お休みモードの副交感神経が優位になって、ゆったり入眠の体勢になります。

入浴時の1分脳活で効果的なのは、入浴の際にお好みの入浴剤やアロマオイルで香りの演出を加える方法。よい香りで脳が癒《い》やされ、さらに眠りの質が上がります。

入浴は、お湯の温度によって刺激される機能が変わります。「風呂は熱くなくっちゃ」と42℃以上の熱いお風呂に入ると、交感神経が刺激されて、脳や体が緊張状態になります。脳卒中や心筋梗塞のリスクも高めるので、熱いお風呂は体調のよい時に楽しみましょう。また、覚醒モードになってしまうため、就寝前には避けたいものです。

脳を老化させる大きな要因のひとつがストレスです。ストレスに対抗して、その解消に役立つ方法のひとつが入浴です。副交感神経が優位になって心身をリラックスさせる効果があり、ぬるめのお風呂に少し長めにつかる半身浴には、ストレス解消の効果が期待できます。

就寝時刻までに時間があるときは半身浴がおすすめですが、就寝までの時間がないときはシャワーですませたほうが眠りやすいことも。また、半身浴は体力を消耗するので、疲れているときは足浴ですませる方法もあります。就寝までの時間とお風呂の温度に気をつけましょう。

認知症予防に意外な効果の報告があったのが、サウナです。
サウナの本場、フィンランドのクオピオ地域で行われた研究では、週に4～7回サウナに入る人は、週に1回の人に比べて認知症の発症リスクが65％も低くなっていました。

ストレス解消やダイエットに効果的なイメージのサウナですが、脳活に効果があるようです。発汗によるデトックス作用による減量が関係している可能性がありますが、今後の研究に期待しましょう。

また、入浴時には温度変化に気をつけたいモノ。急激な温度変化は、「ヒートショック」となり、心筋梗塞や脳卒中のリスクがあります。とくに、冬の入浴時には、室温に注意して、お風呂を楽しみましょう。

【入浴でアンチエイジング】

①理想的な夜の入浴は、眠りにつく 1 ～ 2 時間前に、40℃前後のぬる目のお風呂に 20 ～ 30 分ほどゆっくりつかります。

②お休みモードの副交感神経が優位になって、心身をリラックスさせる効果があります。

③42℃以上の熱いお風呂は交感神経が刺激されて、睡眠モードに入れません。就寝前には避けましょう。室温との温度変化によるヒートショックにも注意が必要。

④サウナは、発汗作用によるデトックス効果が期待されます。さらに、認知症の発症リスクが 65%も低下したとの報告もあります。

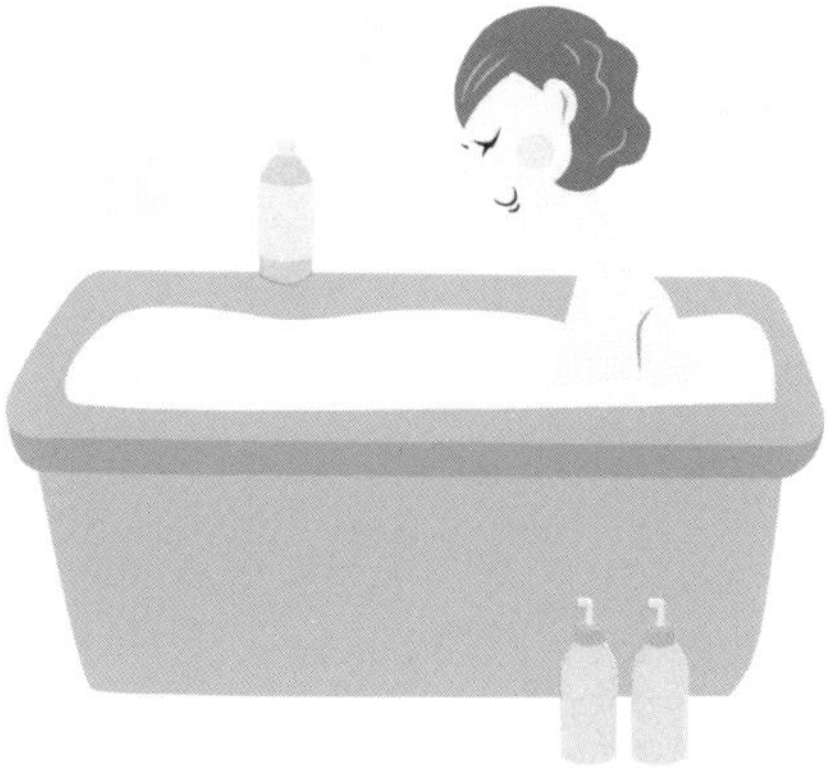

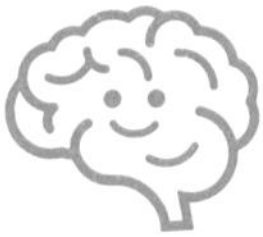

一日7時間の睡眠で、脳の働きがスムーズに

1分でできる、手軽な脳トレを見てきましたが、トレーニング後は休息が体を整えるように、脳も休息が重要です。脳の休息は、睡眠です。脳は、寝ている間に記憶を整理して、明日もスムーズに働けるように準備します。

その大事な睡眠が不足すると、脳は一気に老化するといわれています。シンガポールで行われた睡眠と認知症の関係の調査では、睡眠時間が短いと脳が萎縮《いしゅく》するスピードが早く、認知機能の低下が進むと報告されています。

また、睡眠時間が不足すると、心身の疲れが解消できません。睡眠不足の朝の体の重だるさ、経験があるかもしれません。蓄積した疲れで体へストレスがかかり、高血圧や糖尿病などの生活習慣病、ウツといった病気を招くことも。

では、脳に最適な睡眠時間は何時間でしょうか。睡眠時間と死亡率の関係を12年間追跡調査した愛知医科大学の報告では、７時間睡眠の人の死亡率が最も低く、７時間より長くても短くても、死亡率は高くなっています。

ところが、最適な睡眠時間は個人差がとても大きいモノ。目安としての7時間は念頭に置きながらも、昼間に強い眠気に襲われる、朝スッキリ起きられない、イライラしやすいなどの「睡眠不足サイン」がある場合は、〝眠りの質〟に注目してみましょう。逆をいえば、７時間睡眠よりも短い睡眠時間でも、「睡眠不足サイン」がなく日中元気に過ごせれば、なにも神経質になる必要はないようです。

〝眠りの質〟を上げるには、安眠しやすい環境づくりがポイントです。ここで、１分脳活！の出番です。ホンの１分で、眠りの質をググッと上げていきましょう。

【睡眠の質をよくするには】

〈日中の過ごしかた〉

◆朝日を浴びる

体内時計がリセットされ、質のよい睡眠が得られます

◆軽く体を動かす

活動量が少ないと浅い眠りになります。

適度な運動をすることで、睡眠の質の向上につながります。

◆昼寝は 15 ～ 30 分程度に

昼寝をするなら、15 ～ 30 分程度でなるべく早めにとります。寝過ぎたり、夕方ぐらいにとると、夜の寝つきが悪くなります。

◆「起きる」「寝る」はできるだけ、同じ時間に

寝起きがバラバラだと、体のリズムが狂い、質のよい睡眠が得られません。

〈寝る 2 時間前の過ごし方〉

□スマホや PC は使わない
□激しい運動をしない
□寝酒など過度の飲食をしない
□コーヒーなどカフェイン類の摂取は控える
□アロマなどの香りを楽しみ、心身をリラックスさせる。

〝眠りの質〟を上げる第一歩は、**規則正しい生活リズム**です。就寝時刻と起床時刻を決め、「毎日なるべく同じ時刻に寝る、起きる」を習慣づけると、睡眠もリズムに乗って、熟睡する時間が延びていきます。リズムを習慣づけるサポートには、〝睡眠日記〟が最適です。特別な日記帳を用意しなくても、手帳などにちょっとメモしておく。

1週間などの単位で振り返ると「意外とバラバラな時間に寝起きしている……」と発見があるかもしれません。自覚は改善への第一歩です。1分もかからない、〝睡眠日記〟は手軽でオススメです。朝起きたら、カーテンを開けて朝日を浴びましょう。

〝眠りの質〟を上げるには、**寝る2時間前の過ごし方**が、第2のポイントになります。スマホやテレビ、パソコンなどの明るい画面を見ることや、緑茶やコーヒーなどのカフェイン飲料や強いお酒を飲むことは、睡眠の妨げになりがちです。ぬるめのお風呂に入ったり、ストレッチをしたりなど、寝る前にゆったりする習慣を作りましょう。

「寝る前のオススメをやっているけど、なかなか熟睡できないな」という場合は、意外な方法として、**夕食のメニューの見直し**があります。夕食を就寝時刻の3時間前に食べ終わるだけでなく、その内容にこだわってみよう、というものです。

アメリカのコロンビア大学・医療センターの研究結果で、夕食に食物繊維を多くとっている人は、〝徐波睡眠《じょはすいみん》（睡眠前半に多く、リラックス状態の眠りのこと）〟の時間が長く、質のよい睡眠がとれている、と報告されています。一方、動物性脂肪や糖質が多い食事をとると中性脂肪が増え、眠りの質が下がるという残念な結果がでています。

食物繊維は、干ししいたけなどの乾物や、オカラなどに多く含まれています。干ししいたけやオカラは、和食の煮物などで多く使われるので、ヘルシーさも折り紙つき。夕食のメニューにぴったりです。

野菜が多めの、食物繊維たっぷりメニューの夕食で、〝眠りの質〟を上げていきましょう。脳がしっかり休息でき、朝から元気に活動できるようになるに違いありません。

【睡眠は脳の休息時間】

①脳の休息は、睡眠。睡眠が不足すると、脳は一気に老化するという調査もあります。

②7時間睡眠の人の死亡率が最も低いという報告があります。昼間の眠気などの「睡眠不足サイン」に注意しましょう。

③ "眠りの質"を上げるには、規則正しい生活リズムが大切です。"睡眠日記"でサポートしましょう。

④寝る2時間前はゆったり過ごすことや、夕食は食物繊維多めの献立が "眠りの質"をよくするという研究結果があります。

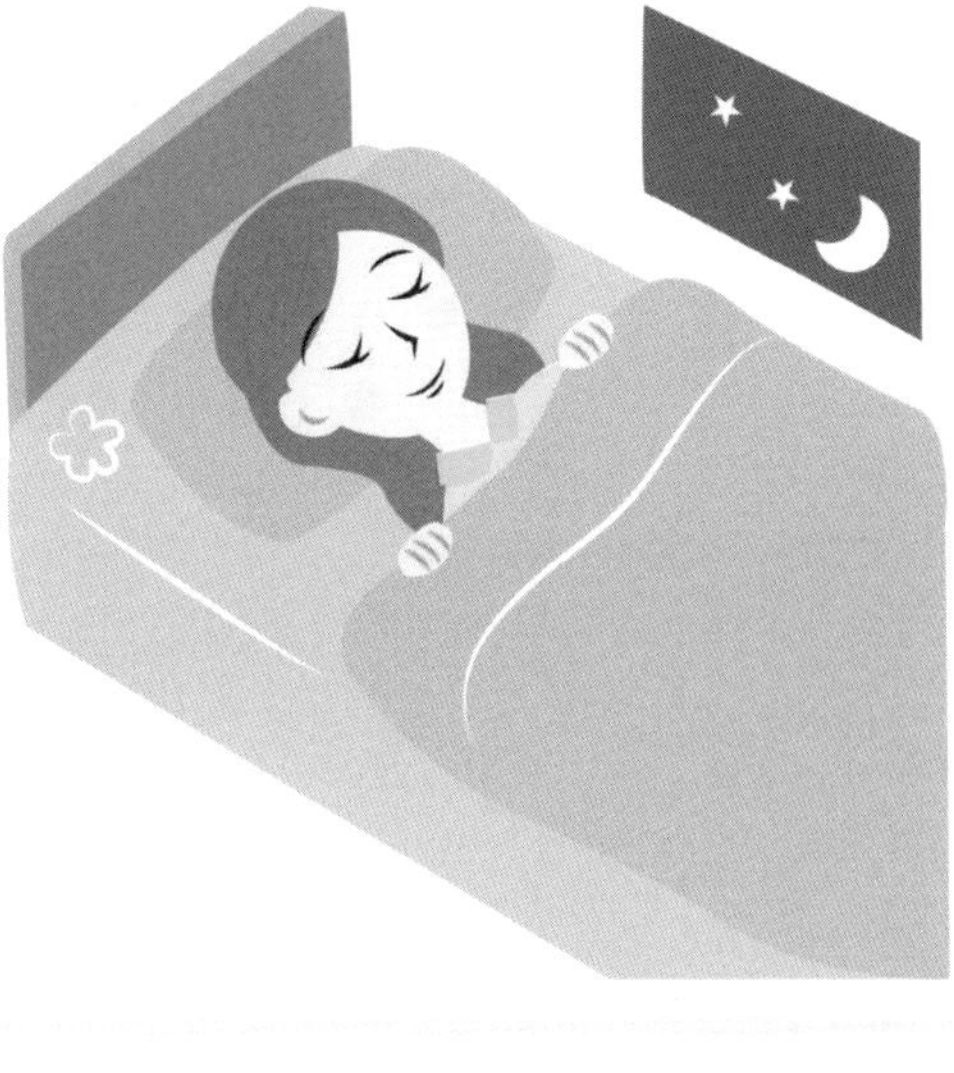

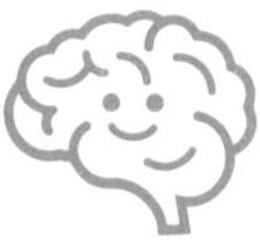

脳の仕組みと働き

脳は体の司令塔です。全身の運動を始め、無意識に行っている呼吸や心臓の鼓動も、すべて脳がコントロールしています。全体にひとつに見える脳ですが、場所によって異なった働きをしています。「大脳」「小脳」「脳幹」の大きく3つの部分から構成されています。

「大脳」は見る、聞くなどの感覚や、運動、知性・感情などをつかさどり、「小脳」は平衡感覚やスムーズな動きを保っています。「脳幹」は、呼吸や心拍の調整などの生命維持が中心です。

さらに、「大脳」の表面は「大脳皮質」と呼ばれ、神経細胞が集まっています。

脳の神経細胞は、40歳前後からだんだん減っていくといわれていましたが、最近の研究結果で、脳をしっかり使えば、「神経幹細胞（神経細胞を生み出す細胞）」が増えると世界中で次々と発表が続きました。また、神経幹細胞が増えたことが確認されたのは、海馬です（図1）。

COLUMN

海馬は、記憶に深く関係しています。新しい記憶はまず海馬で整理され、ひとつのエピソードとして一定期間保存されます。海馬はこのエピソードの重要性を判断し、「重要な記憶」と判断すると、大脳皮質に送って保存し、重要性がない場合は消去します。これが「記憶」の仕組みです（図2）。

「記憶をつかさどる大切な器官の〝海馬〟で新しい神経幹細胞が増える」という研究結果は、年齢を重ねても、今よりも記憶力をアップさせることが可能ということです。高齢化社会を迎えた現在、大いに希望がわいてくるようなニュースです。

「1分脳活」を活用して脳をしっかり鍛え、能力アップにトライしましょう。

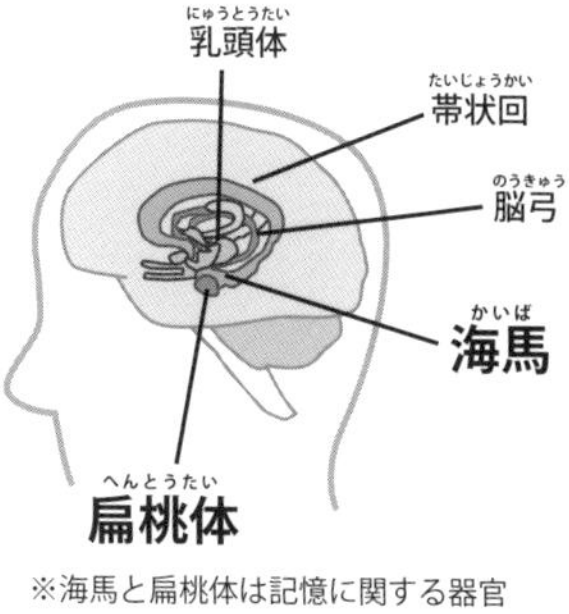

※海馬と扁桃体は記憶に関する器官

図1

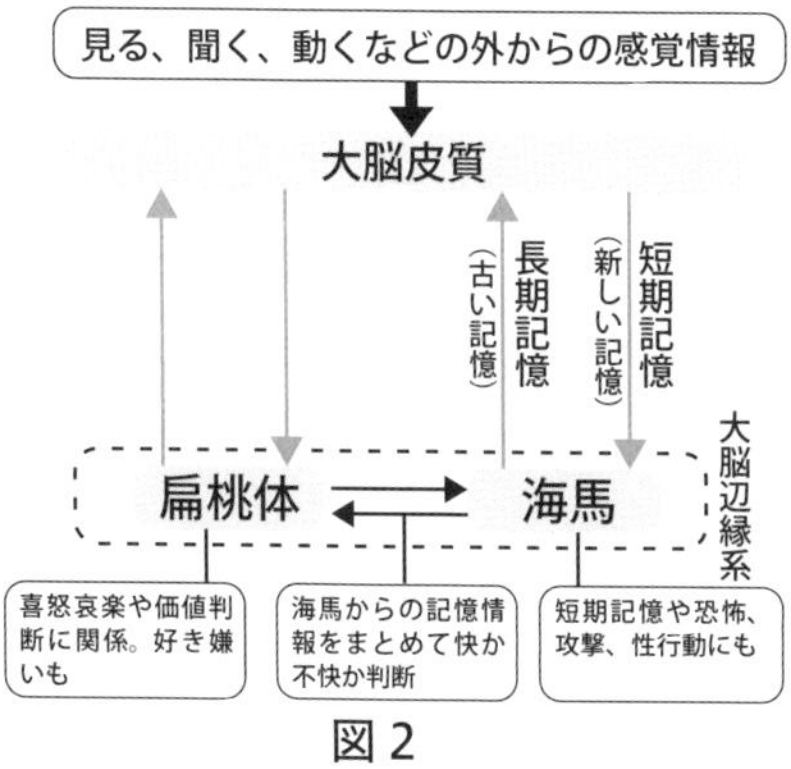

図2

第2章

食べる
「健康長寿
1分脳活」

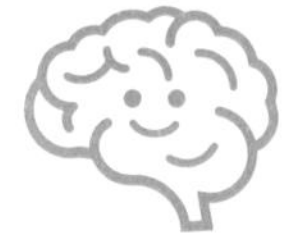

朝食で脳活！ ズバリ、野菜ジュースがおすすめ

毎日の朝ご飯、何を食べていますか。

脳活におすすめの朝食は、手作りの「野菜や果物のジュース」です。ミキサーで皮なども一緒にすりつぶし、〝丸ごと〟の栄養や食物繊維たっぷりの状態で、フレッシュなうちに飲むのがベストです。〝手作り〟といっても、洗ってザク切りにした野菜や果物をミキサーにかけるだけ。あっという間にでき、あと片づけも簡単です。

できたてのジュースは、栄養豊富で朝食にぴったり。一日のスタートに最適です。野菜と果物のジュースには、ビタミン、ミネラル、食物繊維のほかに〝ファイトケミカル〟という抗酸化物質が豊富に含まれています。

〝ファイトケミカル〟は植物性化学物質のことで、よく耳にするリコピンやポリフェノールなど１０００類以上ある栄養素の総称です。体内で〝サビ〟を作る活性酸素を抑える働きの「抗酸化作用」を持っているので、さまざまな生活習慣病の予防に役立つ栄養素です。

アメリカの西海岸にあるシアトルで行われた日系人１８００人を対象にした研究では、16年間の追跡調査の結果、**野菜や果物のジュースを週3回以上飲む人は、飲まない人に比べて「アルツハイマー病の発症率が76％低い」**という結果が得られました。野菜や果物のジュースは、明日からでも実践できる手軽な方法です。ぜひ試してみてはいかがでしょうか。

この調査に関連して「野菜や果物を週3回以上食べれば、同じ効果があるのでは？」とよく聞かれます。

ところが、残念ながら、そうはいかないようです。

野菜や果物は、見かけによらず丈夫な細胞壁があります。ふつうに食べた場合の人間の消化機能では、その細胞壁を分解できません。ポリフェノールをはじめとする栄養素は細胞膜に閉じ込められ、吸収されないまま、体の外へ出てしまうことになります。ところが、ミキサーで野菜ジュースにすると細胞膜を粉砕するので、一気に多くのポリフェノールなどを吸収することが可能に。栄養の吸収率が、ググッと上がります。

「野菜ジュースといわれても、特殊な野菜は手に入るかどうか」。そんな心配はいりません。

野菜や果物は、冷蔵庫にある、好みのもので大丈夫！　基本は、GI値の低い葉物野菜＋リンゴなどのフルーツ、水分として牛乳やヨーグルトなどの乳製品、水などの組み合わせでOKです。

GI値は、「グリセミック指数」のことで、その食品を食べた際にどのくらい食後血糖値が上がりやすいかを数値化したものです。体の食後血糖値のコントロール機能は、加齢とともに衰えてきます。40歳代を迎えたら、血糖値コントロールに気を配りたいですね。

空腹で食べる朝食には、食後血糖値の上がりにくい〝低GI値〟食品が適しています。

手作り「野菜や果物ジュース」も、できるだけ〝低GI値〟食品で作りたいモノです。そこで葉もの野菜＋フルーツ、水分にはGI値の低い水や乳製品、豆乳が最適です。

GI値の低い食べ物・高い食べ物

GI値	低	中	高
炭水化物	小麦全粒粉パン 玄米／そば	パスタ＜うどん	白米＜パン
野菜 卵	レタスなどの 葉もの きのこ類／ダイコン カブ／ピーマン ブロッコリー	卵	ニンジン カボチャ ジャガイモ
乳製品	ヨーグルト／牛乳	アイスクリーム	練乳
菓子 果物	リンゴ／イチゴ オリゴ糖	バナナ パイナップル	はちみつ＜白砂糖

GI値が低い食べ物は吸収が遅く、腹持ちがよく、ダイエットにも効果的

葉もの野菜は、鉄分の多いホウレン草や、カルシウムの多い小松菜、胃腸の調子を整えるキャベツなど。一年中スーパーマーケットで手に入る野菜で十分です。フルーツは、リンゴのほかにオレンジやバナナも手に入りやすいでしょう。

「ちょっと甘みがあると飲みやすいかも」という場合は、砂糖よりもGI値の低い、オリゴ糖などがよいでしょう。

手作りの「野菜や果物のジュース」、朝の健康習慣にしてはいかがでしょうか。手軽で、効果はバツグンです。

【朝は野菜ジュース】

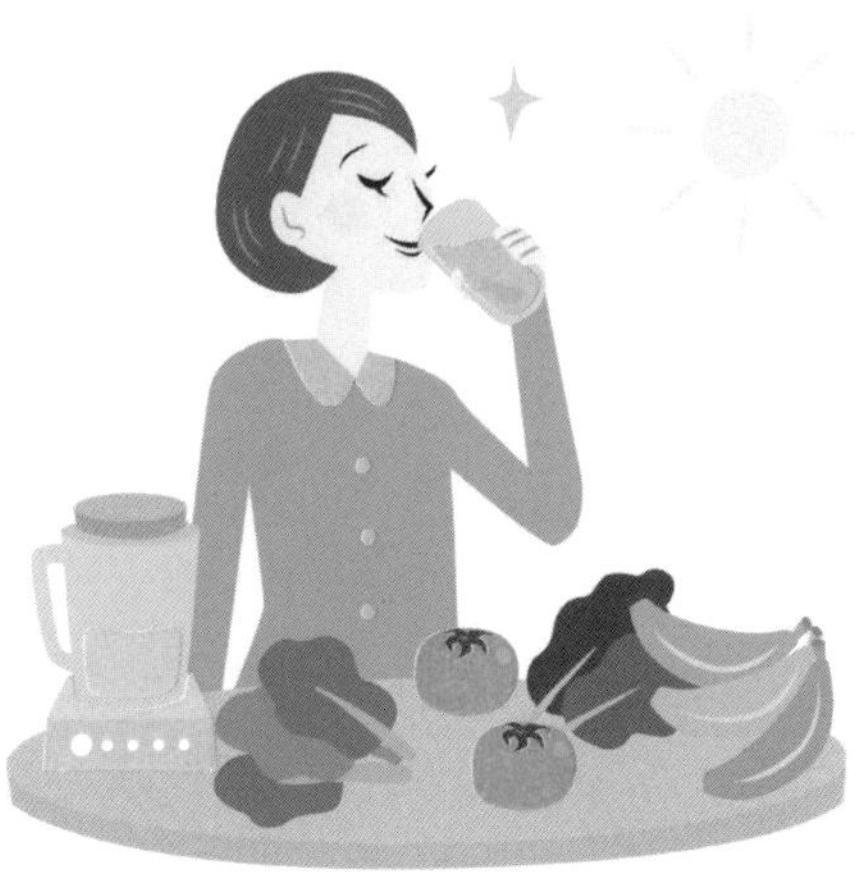

①脳活におすすめの朝食は、ミキサーで作る「野菜や果物のジュース」です。

②このジュースを週３回以上飲む人は、「アルツハイマー病の発症率が 76% 低い」という研究結果も。

③空腹で食べる朝食には、食後血糖値の上がりにくい“低ＧＩ値”食品が最適です。

④手作り「野菜や果物ジュース」も、ＧＩ値の低い葉もの野菜 ＋ フルーツ、水分は水や乳製品、豆乳などで作りましょう。

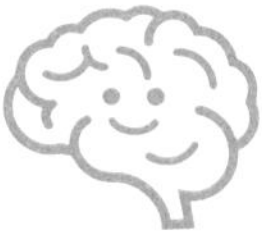

「ひと口30回」しっかり噛んで、脳を活性化

食事を楽しみながら、簡単にできる脳トレは〝よく噛むこと〟です。

無意識に食事をすると、噛む回数は個人差が大きいです。それを、「ひと口30回」と意識して噛んでみましょう。たったこれだけで、脳がイキイキ活性化するのです。

近年、〝噛む動作〟に認知機能を保つ働きがあることが明らかになってきました。神奈川歯科大学で行われた研究では、「咀嚼《そしゃく》で記憶をつかさどる海馬が活性化されること」が報告されています。高齢者の記憶テストで、ガムを噛んだ時とナシの場合を比較すると、ガムを2分間噛んだ場合は、正解率が大きく上がったのです。

これは、歯の根元にある〝歯根膜〟という組織が刺激され、その刺激が脳に伝わり、活性化されるためだと考えられています。

「ひと口30回」といっても、柔らかいものでは、かみ続けることが難しいでしょう。最近は柔らかい食材が流行ですが、なるべく「ひと口30回」噛める、固いモノや、噛みごたえのある食材を選んでみましょう。素材やメニューのチョイスで、ひと工夫してはいかがでしょうか。

肉を食べる場合は、ハンバーグよりステーキ。シーフードなら、お刺身より、イカ焼きやタコなどが噛みごたえ十分。根菜類のゴボウやレンコンなども、シャキシャキした歯ごたえが楽しめます。間食ではナッツ類がおすすめです。

また、同じ食材でも、調理の際に大きめにカットすると噛む回数を増やすことができます。食べる際にひと口の量を少なくして、食事の間の噛む総数を増やす工夫も可能です。

「ひと口30回」噛む裏技で、**口に食品を入れたらいったん箸を置いて、〝食材を噛む**

ことに集中〟する、という方法があります。時間のある時などにトライしてみてはいかがでしょうか。微妙な甘みなど、新たな味の発見もあるかもしれません。グルメレポーターになったつもりで、言葉に表わすのも脳活にはおすすめです。

よく噛むと脳の満腹中枢が刺激され、「もう、お腹いっぱい」のサインが出やすくなり、食べ過ぎを防止することができます。

また、噛む回数が多いと、唾液《だえき》が多く分泌されます。唾液は消化を助けて胃腸の負担を軽くしたり、歯の表面を清掃したり、虫歯を予防する働きも期待できます。

ほかにも、よく噛むことで食べ物の味をしっかりと感じられるようになり、「食べることが楽しくなった」という人もいます。「ひと口30回」噛むことは、脳や体の健康に大きく貢献することに。

食事の際は、「ひと口30回」噛むことを目指しましょう。

【「ひと口 30 回」しっかり噛む】

①簡単にできる脳トレは「ひと口 30 回」と意識して噛むこと。「記憶をつかさどる海馬が活性化される」との報告があります。

②素材やメニューのチョイスを工夫したり、食材を大きめにカットすると噛む回数が増えることに。

③「口に食べ物を入れたらいったん箸を置く」という心がけも大切です。

④よく噛むと脳の満腹中枢が刺激され、食べ過ぎを防止。唾液が多く分泌され、虫歯を予防する働きも。脳や体の健康に大きく貢献します。

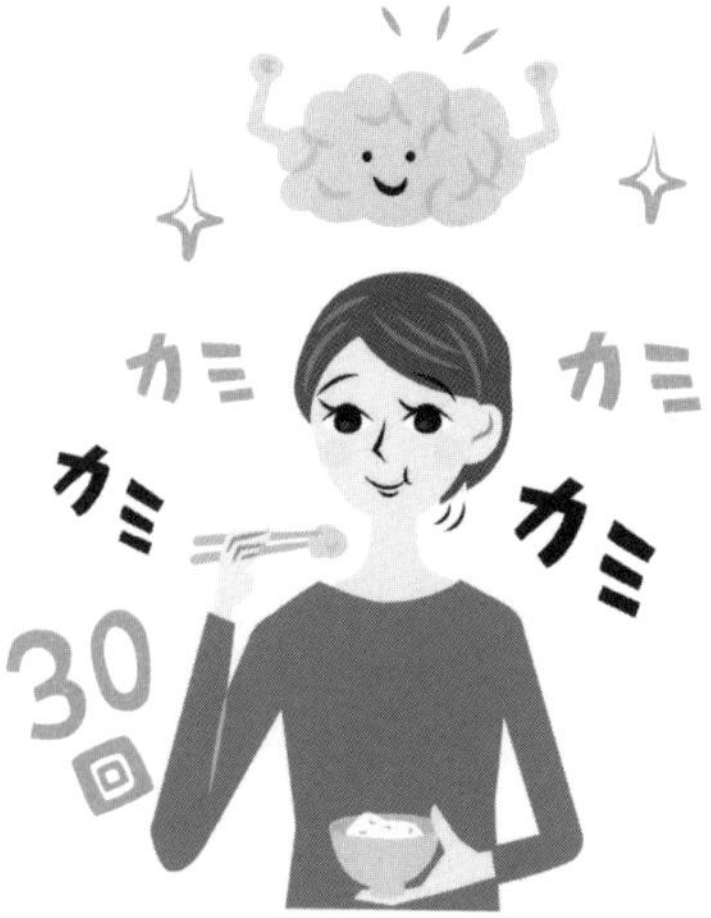

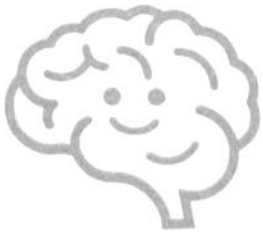

野菜から食べよう！　意外と重要な〝食べ順〟　腹7分目がおすすめ

「いただきます！」と食べ始める際に、最初に箸をつけるひと皿。和食なら味噌汁などの汁物でしょうか。実はこの**食べる順番**、脳の健康に大きな影響があります。

近年、認知症と糖尿病の関連が大きな注目を集めてきました。糖尿病患者は、認知症発症率が健康な人の2～4倍もあるそうです。**糖尿病になりにくい食生活を送れば、脳の健康にもよい効果が期待できる**はずです。

糖尿病の発病は、血糖値の急上昇・急降下が引き金といわれています。これを予防するのが、〝食べ順〟です。食事の最初に野菜などの食物繊維を含む食品から食べるという、食べる順番に注目した食べ方です。

〝食べ順〟については、食事の内容自体を変更する必要がありません。「ふだんの食事内容でＯＫ！」なところが、手軽で実行しやすい予防法です。


では、理想の〝食べ順〟とは、どんな順番でしょうか。

食事の最初は、〝食物繊維を含んだもの〟。野菜や根菜類です。次に肉や魚など、たんぱく質を多く含むメインディッシュへ。この順序で食べることで、肉などの余分な動物性脂肪を食物繊維が包み込んで、体の中に入る前に排出してくれます。最後にご飯などの糖質を食べます。糖質はできるだけ食事の後半に食べることがコツです。

食事の最初からご飯や麺類を食べると、血糖値の急上昇・急降下を招いて、膵臓《すいぞう》を疲れさせてしまいます。〝糖尿病予備軍ルート〟へ、まっしぐらです。


「この順番って、懐石料理とか、コース料理みたい」。

はい、その通りです。昔から続く料理には、体によい、合理的な配慮がされていると考えられます。素晴らしい先人の知恵をしっかり踏襲して、食事の際は、〝食べ順〟に気を配りましょう。ゆっくりよく噛んで食事を楽しむこともお忘れなく。

食べ順に気をつけて血糖値の急上昇・急降下を防いだら、〝お腹いっぱい〟の３割手前で箸を置きましょう。目指すは、**腹7分目**です。

「ええっ？　腹8分目でもガマンしているのに」という意見もごもっとも。ですが、イキイキ脳が活動するのに、腹7分目がベストという研究結果があります。マサチューセッツ工科大学のアカゲザルを使った研究では、長寿の鍵を握る遺伝子が、腹7分目の食生活の際が一番活性化し、サルは元気に長生きしました。

「よし、今日から腹7分目にするぞ！」というのは意気込みだけにして、まずは野菜から食べる〝食べ順〟を実行してみましょう。不思議と早めに箸を置きたくなることでしょう。

また、野菜など食物繊維たっぷりメニューをよく噛んでいると、満腹中枢が刺激されて、早めに〝お腹いっぱい〟のサインが。そのあとでしたら、主食を1割くらい減らしても負担にならないはずです。

というのも、日常生活の一部を変える際には、なるべく変化を小さくするのが成功の秘訣です。**脳は、〝変化を嫌う〟**といわれているからです。

「自分の脳なのに、分からないわけない！」という意見もごもっともですが、多くの実験の報告から導かれた結論です。

〝変化は、脳が気づかないくらいに小さく〟、赤ちゃんの一歩くらいの幅「ベイビーステップ」が理想的です。

小さな変化の積み重ねが、大きな健康成果を生むことになります。

【野菜から食べ、腹７分目で】

①食事は野菜などの食物繊維を含む食品から食べ、ご飯など糖質を多く含んだものは最後に食べます。血糖値の上昇を抑えることができます。

②肉などの動物性脂肪やご飯などの糖質は食物繊維で包み込んで、食べましょう。血糖値の急上昇・急降下を防ぎます。

③1回15～20分かけてゆっくり食べ、腹７分目を目指しましょう。

④野菜などから食べると、早めに"お腹いっぱい"になり、主食のご飯を１割くらい減らすことができます。

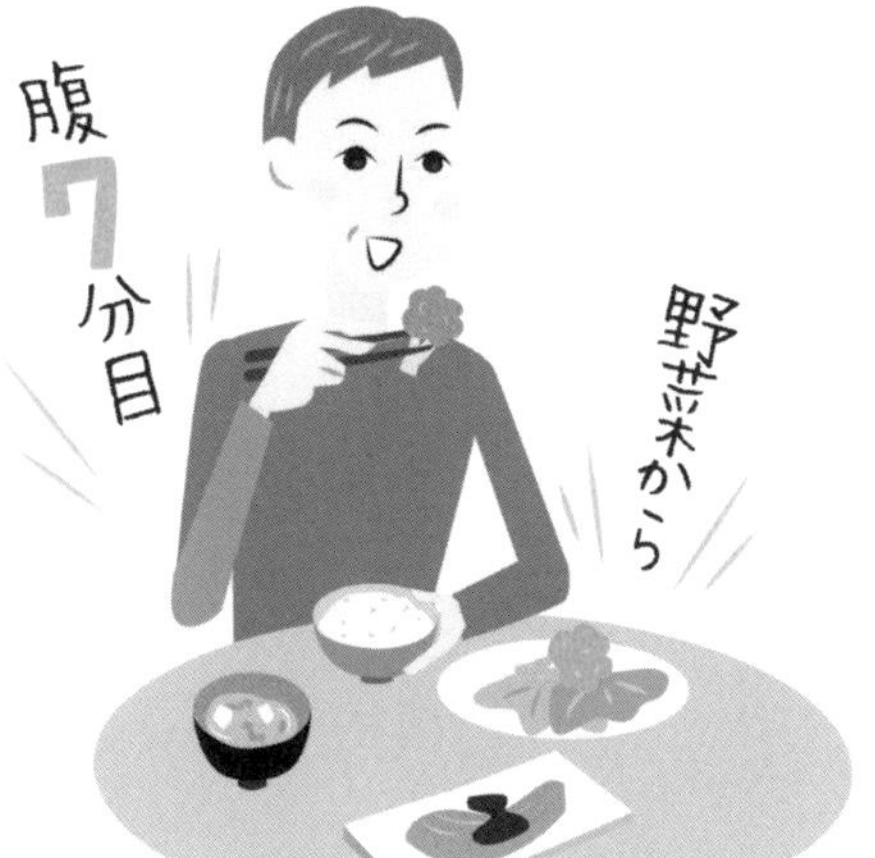

〝ネバネバメニュー〟が老化を防ぐ

以前インタビューさせていただいた三浦敬三さんをご紹介しましょう。冒険家の三浦雄一郎さんのお父上です。99歳で、〝モンブラン大滑降〟という偉業を成し遂げた、スーパー〝百寿者〟のおひとりでした。

三浦敬三さんが朝食に欠かさず食べたのが、**納豆などのネバネバしたメニュー**です。

納豆、オクラ、長芋などの〝ネバネバ〟は**ムチン**といわれる多糖類の成分です。ムチンは、糖質と結びついて糖質の吸収を遅らせる働きがあります。糖質の吸収を遅らせると、血糖値の急上昇・急降下を予防し、体の血糖値コントロールの負担が減ることになります。糖尿病予防に効果的です。

また、納豆や長芋のネバネバには、タンパク質分解酵素が豊富です。肉や魚のタンパク質を分解して吸収を助ける働きが高いので、食欲がない時に食べることで、効果的に栄養がとれます。「ネバネバ＝スタミナ食」といわれるゆえんです。夏などに「ちょっと食欲がないな……」という際は、納豆や長芋などのムチンを含むメニューで、元気を取り戻しましょう。

昆布やワカメ、メカブなどの海藻類、ナメコなどのきのこ類のヌルヌルはどうでしょうか。こちらは水溶性食物繊維が豊富で、デトックス効果が高い〝ネバネバ〟です。また、水溶性の食物繊維は水分を含むとゲル状になり、便の水分を増やして柔らかくする働きがあります。便秘を解消し、腸内環境を整え、高血糖や高血圧にも予防効果があるといわれています。

モロヘイヤやツルムラサキ、明日葉などもネバネバ野菜の、緑の葉もの野菜です。どれも栄養価が高く、ツルツルした喉ごしで食欲が増進します。

この〝ネバネバ〟メニュー、実は世界でも楽しんでいるのは少数派で、日本などの一部の地域でしか食べられていないそうです。

栄養価も高く、スタミナ食にもなる〝ネバネバ〟メニュー。ふだん食べ慣れないと、献立のイメージが浮かびにくいかもしれません。

そんな場合のヒントは、たとえば、オクラや長芋などをマグロにかけてどんぶりにする、さっぱりした大根おろしを添えるのも、オススメです。ワカメなどの海藻類、ナメコなどのきのこ類は、手軽なみそ汁の具材にピッタリ。

「和食って素晴らしい！」とちょっと自慢したくなる食習慣です。手軽に食卓に取り入れやすい納豆やナメコなど、健康面からも見直してみてはいかがでしょう。

【“ネバネバメニュー”が老化を防ぐ】

①納豆、オクラ、長芋などの“ネバネバ”はムチンで、血糖値の急上昇・急降下を予防し、糖尿病予防に効果的です。

②タンパク質を分解して吸収を助ける働きが高いので、「ネバネバ＝スタミナ食」といわれます。

③海藻類やきのこ類なども水溶性食物繊維を多く含み、腸内環境を整える効果が。

④“ネバネバ”、実は日本などの一部地域でしか食べられていないメニュー。和食の素晴らしさを見直してみましょう。

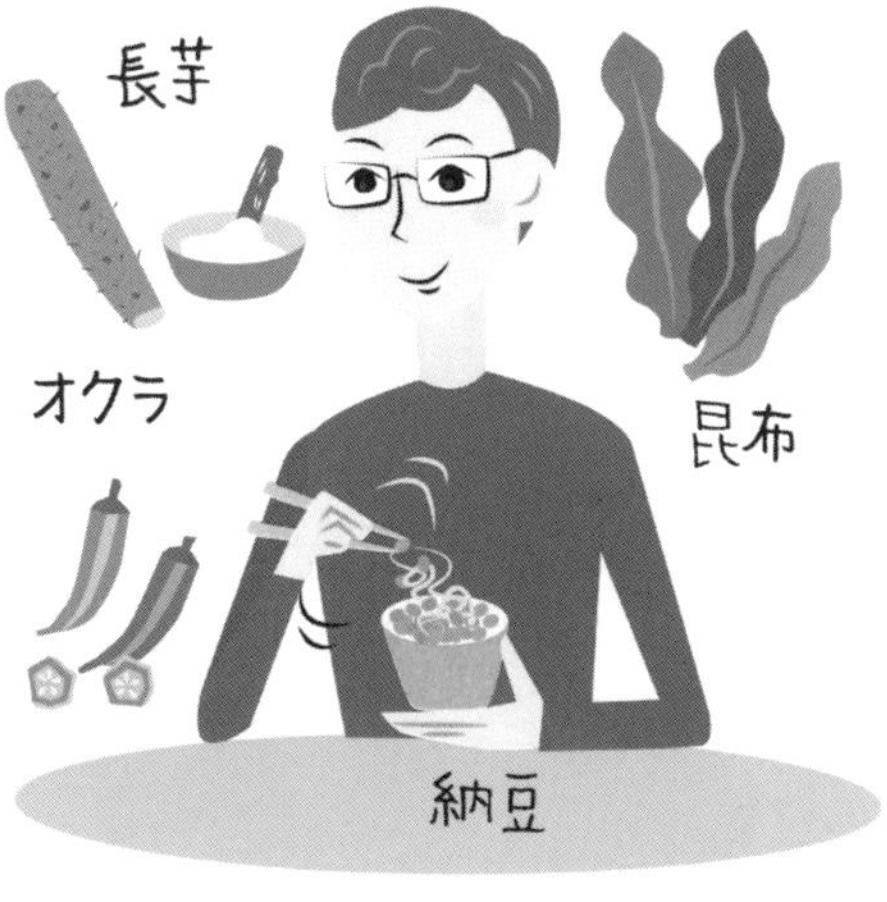

発芽玄米やもち麦を活用！糖質を少しひかえて、脳を活性化

炊きたてのホカホカご飯、大好物の人も多いでしょう。カリッと焼いたトーストにバターも、香ばしい香りがたまりません。

ところが、最近は主食の**糖質のとり過ぎと、物忘れとの関係**が注目されています。

糖質のとり過ぎや運動不足などで血糖値が高くなると、脳に届くインスリンの量が減ってしまいます。その結果、脳のなかでも、特にインスリンを必要とする記憶力や注意力に関係する機能に影響が出て、もの忘れをしやすい状態になってしまうのです。

最近は、この高血糖によるもの忘れ（認知機能の低下）と認知症との関係の研究が進

んでいます。糖尿病と診断を受けていなくても、高血糖が続いて記憶力が低下し、対策を取らないでおくと認知症発症の可能性が高くなると報告されています。

血糖値が上がる仕組みは、ご飯やパンなどの炭水化物（糖質）食べると、消化吸収され、最終的にブドウ糖の形になり、体に栄養として吸収されます。その過程で、ブドウ糖が体の細胞へ吸収されるべく血液中に入ると、血糖値が上がります。ブドウ糖をエネルギーとして活用するためにインスリンが放出され、ブドウ糖を細胞に取り込むと、血糖値が下がるのです。

不思議なことに、血糖値を上げる働きの強さは、食品によって大きく違います。ブドウ糖そのもののような白砂糖などの食品では大きく、玄米など食物繊維などを多く含む食品では小さくなっています。この食後血糖値の上がりやすさの値を「ＧＩ値」とご紹介しました。できるだけ高血糖をまねかない、低ＧＩ食品（99ページ参照）を積極的に選んでとりましょう。

主食では、白いご飯、食パン、フランスパン、ベーグル、クロワッサンは食後血糖値上がりやすく、玄米、全粒粉のパン、ライ麦パン、そば、中華そばなどは血糖値の上がりにくい低GI食品です。

基本的に、同じ仲間の食品なら、〝茶色いモノ〟が低GI値と推測できます。白米の白いご飯より、玄米。白いフカフカのパンより、全粒粉のパンのGI値が低くなっています。

「いきなり玄米はきついかも」という場合は、〝発芽玄米〟はいかがでしょうか。文字通り、玄米を発芽させてあり、ご家庭の普通の炊飯器で炊くことができます。一度発芽したおかげで、栄養価もアップ！一石二鳥の〝低GI値ご飯〟になります。また、バリエーションを増やす意味でも、近年話題のもち麦を加えて〝もち麦ご飯〟もお試しください。

もち麦は、プチプチとした食感で、腸内環境を整える大麦β―グルカンという水溶性食物繊維が豊富です。この食物繊維、糖質の吸収を抑えて、食後の血糖値の上昇を

主食の白い糖質を減らすには

①ご飯は白米から玄米や雑穀米、もち麦を中心にする。

②茶碗を小さくして、ご飯の量を半分にする。その分おかずを多めにする。

③外食で白いご飯が出るときは量を半分にするか、残すようにする。

④白い食パンの代わりにライ麦パンや、全粒粉パン、大豆パンにする。

抑える働きがあります。もち麦が、コレステロールの排出を助けることにも注目です。

健康生活の助けになり、手軽に炊ける〝発芽玄米〟やスーパー食材の〝もち麦〟など、毎日の主食に取り入れてみてはいかがでしょうか。

今まで、「ご飯はいつも大盛り」だったら、普通盛りに。大きなご飯茶碗を一回り小さなものに変えて、ご飯の盛る量を減らすなど、〝主食半減大作戦〟を立ててみてはいかがですか。

自分へのごほうびに、ご飯茶碗を新調するのも食事のたびに嬉しい気持ちになれます。

【発芽玄米やもち麦で糖質ひかえ目に】

①主食の糖質のとり過ぎと、物忘れとの関係が注目されています。

②糖質は、食後血糖値が急激に上がらない「低ＧＩ食品」を選びましょう。

③"茶色いモノ" なら玄米、全粒粉のパン、ライ麦パン、そば、中華そばなど。ほかにもダイコン、ホウレン草などの野菜類やヨーグルトは血糖値の上がりにくい「低ＧＩ食品」です。

④ふつうの炊飯器で炊ける"発芽玄米"や"もち麦ご飯"で手軽にトライしましょう。

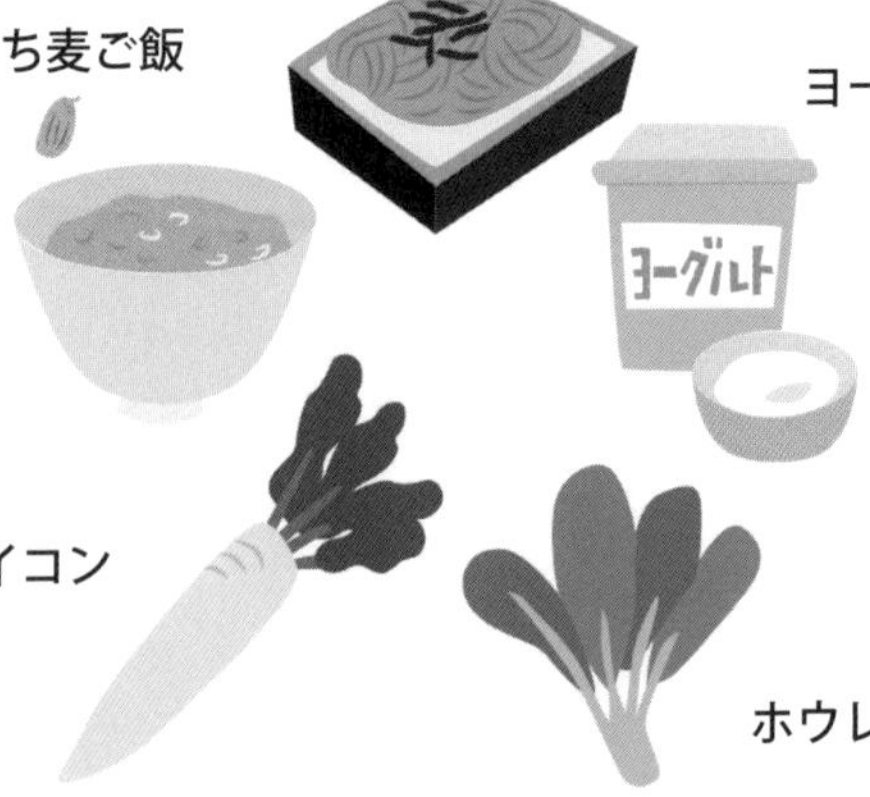
そば
もち麦ご飯
ヨーグルト
ヨーグルト
ダイコン
ホウレン草

脳にいいオイル、避《さ》けたいオイル。健康のキーは油にあった！

なにげない一工夫で、楽しんで主食の白い糖質を減らしてみましょう。

「油は高カロリーで体に悪い」と、一時バッシングが盛んだったこともありました。〝油抜きダイエット〟が一世を風靡《ふうび》したころです。

実際には、油（脂質）は炭水化物やタンパク質と合せて〝三大栄養素〟と位置づけられ、私たちの体に欠かせない大切なエネルギー源です。

カロリーだけでなく、その機能にも注目です。脂に溶《と》けやすい脂溶性ビタミン（ビタミンA、D、E、K）の吸収を助けてくれます。

一例をあげますと、シラスやイワシ、キクラゲなどに多いビタミンDは、認知症リスクを下げる期待のある栄養素です。ビタミンDは脂溶性ビタミンなので、体に十分な油脂があってこそ、栄養素として吸収できます。

油は主に「脂肪酸」でできています。脂肪酸にはいくつかの種類があり、その構造の違いによって、脳にいいオイルと避けたいオイルがあります。次ページの健康脳活に役立つおすすめオイルを確認してみましょう。

脂肪酸は、大きく「飽和脂肪酸」と「不飽和脂肪酸」に分けられます。「飽和脂肪酸」は、動物性油脂の肉の脂身やバターなどです。「不飽和脂肪酸」は、植物性のサラダ油やオリーブ油、青魚の脂に多く含まれています。

動物性油脂は、適度な摂取量に抑えたい油です。とり過ぎると、血中のLDLコレステロール（悪玉コレステロール）を増やし、動脈硬化を促進する心配があるからです。

植物性油脂も、サラダ油などに多く含まれる「オメガ６（不飽和脂肪酸）」は、とり過ぎると血管・脳などに炎症を起こしてしまうことがわかってきました。

また、油は１グラム９キロカロリーと高カロリーなので、肥満に注意が必要です。

「なんだか、油なのに、難しいんだな」とため息を漏《も》らしたあなた、簡単に毎日の食卓に取り入れられる油脂のコツを紹介しましょう。

〈健康脳活のオイル使いのコツ〉

◆サラダ油やコーン油はなるべく使わないように

◆調理には熱に強いオリーブオイルを

◆オメガ3のアマニ油やエゴマ油は、サラダのドレッシングなどで

◆ココナッツオイルは温かい飲み物に加えて

◆オイルはさまざまな種類をバランスよく楽しんで使う

オイル使いのコツを見てみましょう。

「サラダ油やコーン油が使えないと、野菜炒めはどうすれば？」という場合は、熱に強いオリーブオイルを代わりに使いましょう。独特の花のようなよい香りも楽しめます。

「オメガ3のオイル」には、動脈硬化予防や脳の活性化が期待できます。オメガ3といえば、DHA、EPA、α―リノレン酸です。DHA、EPAは、青魚に多く含まれ、α―リノレン酸は、アマニ油やエゴマ油に含まれます。熱に弱い油脂なので、サラダのドレッシングなどで、生で食べるものととりましょう。

一時期、〝ココナッツオイルブーム〟がありました。2008年、アメリカ人医師のメアリー・ニューポート博士が「ココナッツオイルは認知症を予防、改善する」と発表し、大流行となったからです。ココナッツオイルは、温かい地方に生えているココヤシの実の、胚乳《はいにゅう》をしぼってとれる油です。南国ムード満点の甘い香りと、気温が25℃以下で固まる点が特徴です。

また、ココナッツオイルに多く含まれる中鎖脂肪酸は体内で中性脂肪になりにくい性質をもっているため、動脈硬化などの生活習慣病の予防にも効果的だと評価が高まっています。

オススメ食材のココナッツオイルですが、油脂のため高カロリーです。とり過ぎるとお腹がゆるくなることもあり、一日に大さじ2杯までを目安にしましょう。

また、目新しいオイルでは、熱にも強いマカデミアナッツオイルもおすすめです。パルミトレイン酸を含み、血管壁を丈夫に保ちます。脳卒中予防にも効果的です。

体に大切な栄養素、「オイル」は、種類に気を配りながら、バランスよく食生活に取り入れましょう。

脳にいいオイル、避けたいオイル

オススメのオイル

	脂肪酸の種類	多く含む主な油	特　徴
飽和脂肪酸	短鎖脂肪酸	バター、チーズなど	中性脂肪などの増加をうながし、動脈硬化のリスクを高める
	《オススメ》 中鎖脂肪酸	ココナッツオイル、 ココナッツミルクなど	体にたまりにくいケトン体
	長鎖脂肪酸	牛・豚・鶏の脂など	中性脂肪などの増加をうながし、動脈硬化のリスクを高める
不飽和脂肪酸	《オススメ》 オメガ9 脂肪酸	オリーブ油、菜種油など	血液中の悪玉コレステロールを減らす
	オメガ6 脂肪酸	サラダ油、コーン油、 大豆油、紅花油、 ゴマ油など	とりすぎると血管の炎症を起こし、動脈硬化をうながす
	《オススメ》 オメガ3 脂肪酸	青魚などの脂（DHA、EPA）アマニ油、エゴマ油（α－リノレン酸）など	血管の炎症や血栓（血の塊ができること）を抑え、動脈硬化のリスクを下げて心臓疾患や脳梗塞などを防ぐ
	トランス 脂肪酸	マーガリン、 ショートニングなど	心臓病は認知機能の低下などのリスクを高めるとされる

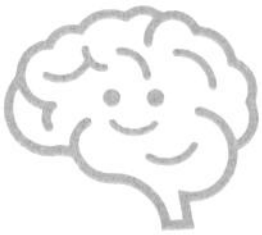

脳にいい料理は、和食と地中海料理

2013年に「和食」がユネスコ無形文化遺産に登録された際、大きな話題となりました。登録理由は、「自然の尊重」という日本人の精神を体現した食に関する「社会的習慣」です。身近な「和食」を、あらためて誇らしく思いました。

それに先立つこと3年、地中海料理は2010年に同様に登録されています。ヘルシーな食生活や風習が評価され、認定されました。

外食する際や、家族の食事メニューを考える際には、脳にいい料理を考えて、選びたいものです。そこでおすすめなのが、ユネスコ無形文化遺産に登録された、和食か地中海料理の献立やお店です。

いうまでもなく、刺身をはじめ、〝和食のおかず〟には、魚介類が多く使われています。血管によいとされるＤＨＡやＥＰＡ、神経細胞の原料になるアラキドン酸が含まれています。外食メニューで神経細胞が増えるなんて、食べておいしく、脳によく一石二鳥です。

また、昔から和食でとったほうがよいと勧められている〝おまじない食材〟「ま・ご・は（わ）・や・さ・し・い（豆、ごま、わかめなどの海藻、野菜、魚、シイタケなどのきのこ類、芋類）」なども、脳の活性化に有効です。

また、調味料の味噌や醤油などの醗酵食品には目に見えないほどの微生物が存在し、消化を助け、腸内環境を整えます。

〝おまじない食材〟のなかでも、豆類は神経伝達物質であるアセチルコリンのもとになり、脳活にぴったりの食材です。

一方、地中海料理（地中海沿岸国のギリシャ、スペイン、ポルトガルなどで食べられている料理）は、魚介類、野菜、豆（ナッツ）類、穀物、果物、オリーブオイルをふんだんに使うのが特徴です。チーズ、ヨーグルト、ワインもよく使われている食材です。

地中海料理とアルツハイマー型認知症の関係を調査した研究によると、「地中海料理に近い食事をしている人」は、そうでない人と比較すると、アルツハイマー型認知症の発症リスクが68％も低いという結果が発表されています。

外食する際は、〝脳によい〟和食店か地中海料理の店を選びましょう。

【脳にいい！ 地中海料理】

◆豆類、きのこ、ナッツ類は動脈硬化や高血圧、心疾患などの生活習慣病を予防するオレフィン酸を多く含んでいます。

◆青魚を多用し、体によい不飽和脂肪酸がとりやすい。子牛や子羊の肉を使用することが多く、飽和脂肪酸が少ない。

◆緑黄色野菜が豊富で、その抗酸化作用が体によい効果をもたらす。

◆メインに使われるのはオリーブオイル。

◆ハーブを使うことで塩分ひかえめ。

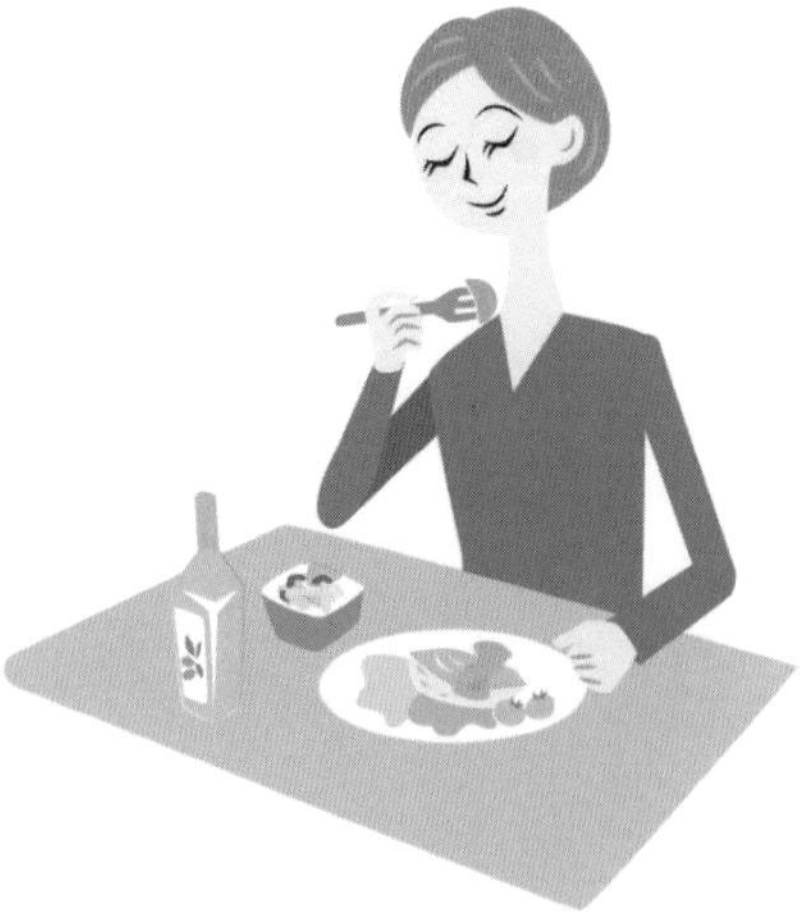

【脳にいい！ 和食】

◆魚には DHA、EPA や神経細胞の原料となるアラキドン酸が多く含まれています。

◆「ま・ご・は（わ）・や・さ・し・い（豆、ごま、わかめなどの海藻、野菜、魚、シイタケなどのきのこ類、芋類）が脳に有効に働きます。

◆納豆やオクラ、昆布などのネバネバ食材は生活習慣病予防に効果的。

◆箸を使って、ゆっくり食べることで、脳にも体にも栄養分がゆき届く。

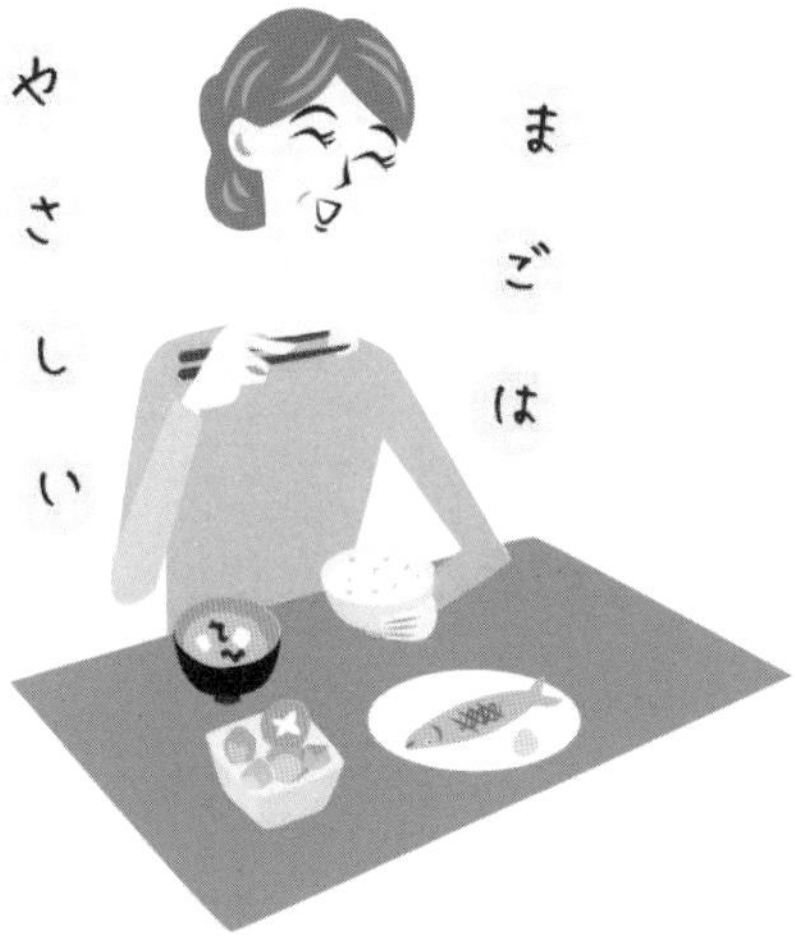

お酒を飲むなら、赤ワイン！記憶力の低下を防ぎます

「お酒は百薬の長」といわれてきました。

「本当に健康によいのか？」と研究したのが、イギリスのマーモット博士です。適量のアルコールを飲む人は、アルコールをまったくとらない人や、反対に大量飲む人に比べて長生きする、という結果を報告しています。

一方で、**お酒の飲み過ぎは体の健康によくない、ということは周知のとおりですが、脳にも悪影響があります。**千葉大学の研究チームは、アルコールと脳萎縮の関係を調べた調査を行いました。お酒（日本酒）を1日2合以上飲む人は、2合以下の人に比べて脳萎縮が進んでいました。また、毎日2合以上飲み続ける状態が続くと、同年代

1日の適度なアルコール量は20g

◆ビール（5度）
ロング缶1本
〈180㎖〉

◆日本酒（15度）
1合
〈180㎖〉

◆ワイン（14度）
2杯弱
〈約180㎖〉

◆焼酎（25度）
0.6合
〈約110㎖〉

◆ウイスキー（43度）
ダブル1杯
〈60㎖〉

※アルコール20gの目安です。

飲み過ぎると脳の萎縮がすすみます。1週間に1～2日は飲まない日「休肝日」をつくりましょう。

の人と比べて、脳の萎縮が10年も早く進んでしまうという、ショッキングな結果を得ました。

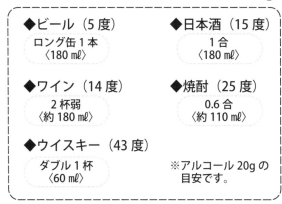

お酒の飲み過ぎは、動脈硬化から脳血管障害を起こしたり、栄養障害、認知症が引き起こされるという可能性も。お酒の飲み過ぎは、くれぐれも禁物です。1週間に1～2日は「休肝日」を設けて飲酒をひかえることは、肝臓の機能によい効果があります。

脳活で〝健康によいお酒〟をたしなむなら、赤ワインがおすすめです。赤ワインは、医学的に健康効果が実証されているからです。

赤ワインに含まれる「レスベラトロール」というポリフェノールには、高い抗酸化作用・抗炎症作用があります。ブドウの皮やピーナッツの薄皮、ブルーベリーなどに含まれ、動脈硬化や心疾患などの病気を防ぐことがわかっています。

また、レスベラトロールは、老化を遅らせ、寿命を延ばす働きがある「長寿遺伝子」を活性化させ、老化防止にも効果があると考えられています。

長寿遺伝子とは、最近発見された〝老化のスピードをコントロールする遺伝子〟で、すべての細胞のなかにあります。適度な運動やカロリー制限、レスベラトロールをとることで活性化することがわかっています。

最近のネズミを使った実験での研究発表では、〝レスベラトロールが高齢期の記憶力低下を予防する〟という結果が報告されています。別の研究データでも、赤ワインの名産地のフランス・ボルドー地方は、アルツハイマー型認知症を発症する人が少ない、という事実があります。

一方、お酒に含まれる糖質の量に注目した比較もあります。お酒も、高血糖に気をつけ、なるべく低糖質なお酒を選びたいところです。そこで、一日の適度なアルコール量に含まれる糖質の量を比較すると、赤ワインが断然低い、という結果があります。お酒の席では、いつもの習慣で〝まずはビール〟といきたいところですが、そろそろ赤ワインを候補に考えてみてはいかがでしょうか。

「ぶどうジュースでもよいの？」という質問には、お酒の席なら、赤ワインをおすすめします。赤ワインは、その製造過程で発酵したり、濃縮されたりしているので、ジュースよりもより濃厚にレスベラトールが含まれているからです。

【お酒を飲むなら赤ワイン】

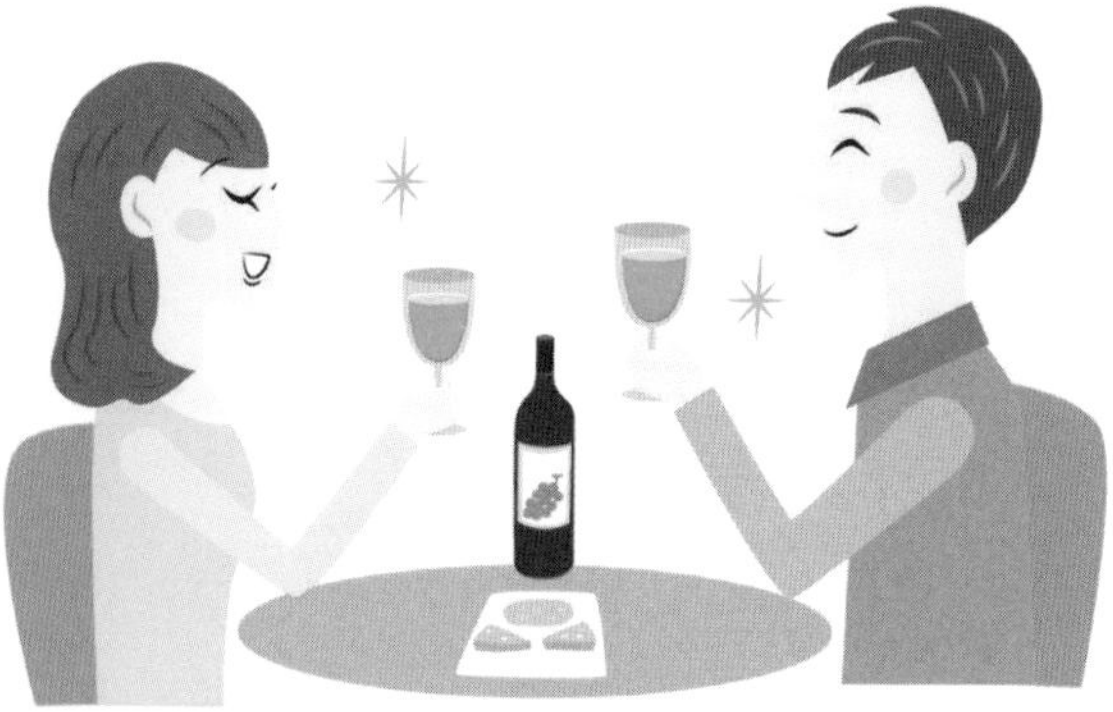

①適量のアルコールは長生きに効果がある一方で、お酒の飲み過ぎは脳の萎縮を進めてしまいます。

②“健康によいお酒”をたしなむなら、医学的に健康効果が実証されている赤ワインがおすすめ。

③赤ワインの「レスベラトロール」は、高い抗酸化作用・抗炎症作用があり、老化防止にも効果があると考えられています。

④赤ワインはお酒の中でも、断然低糖質。1 日ワイングラス 1〜2 杯を適量に。

70歳過ぎたら、食べ過ぎよりも〝ヤセ過ぎ注意〟

〝食事は「腹7分目」に抑える〟とおすすめしてきました。肥満を防ぎ、生活習慣病や認知症のリスクを下げるためです。ところが、この「腹7分目」生活、70歳になったら、卒業してほしいのです。

高齢になってくると食欲が落ちてきて、だんだん油モノなどに手が出なくなってきます。この時心配になるのは、栄養不足です。食が細くなっているのに気づかず、落ち込んだ食欲の〝腹7分目〟に抑えてしまうと、体力まで落ちてしまう危険性があります。活動量が減り、足腰も弱ってしまいます。

足腰は、健康の基本です。足腰が弱ると、脳の老化が早まってしまいます。

食事量のコントロールや、有酸素運動などで肥満防止に取り組むのは70歳まで。

このように70歳までは、満腹の場合の摂取カロリーの7割になるように食事量を調整しましょう。最初は「ちょっと物足りないな」と感じるかもしれませんが、続けていくうちに慣れてきます。70歳までは〝ちょいヤセ〟を目指すことが健康にも脳活にも大切です。

また、ウォーキングなどの有酸素運動を積極的に行ない、心肺機能を鍛えることも、脳への刺激に大いに役立ちます。骨の強化や体脂肪の燃焼にも効果が期待できますので、ぜひ積極的に体を動かしましょう。

70歳を過ぎたら、「ちゃんと食べられているか」「栄養が足りているか」を心がけたいものです。家族の方も、高齢の家族の食欲が落ちないよう、気にかけましょう。

肥満や病気で食事制限をしている人以外は、あっさりした野菜だけでなく、味付けなどを工夫して、肉や魚もしっかり食べましょう。健康長寿のカギは、タンパク質の摂取です。

また、高齢になったら、体重が増えも減りもしない、一定であることが理想です。70歳までは〝ちょいヤセ〟、70歳からは〝ちょい太り〟が健康の秘訣です。

【70歳過ぎたらちょい太り】

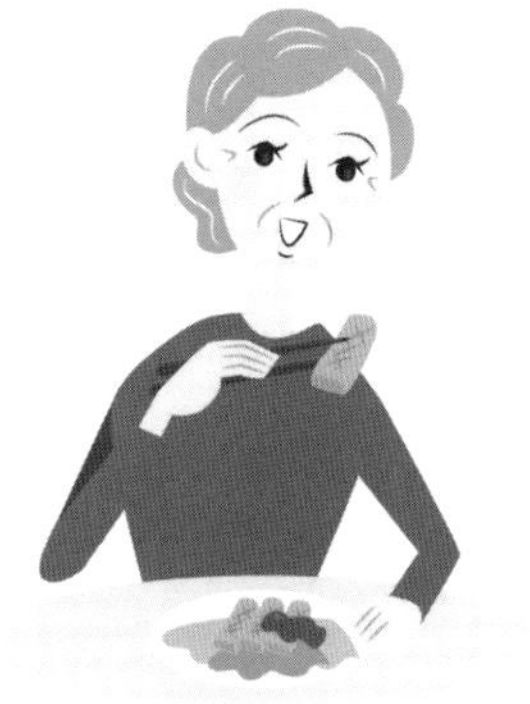

栄養不足に注意する

食べる全体量が減ってきても、おかずの種類は減らさないようにしましょう。とくにタンパク質が不足がちになるので、意識的に肉もメニューに取り入れましょう。

体の状態に合った運動を

高齢期になると個人差が大きくなるのが、体力です。まずは自分の体の状態を確認し、体の状態にあった筋力や体力維持のために、散歩やウォーキング、ストレッチなどを行いましょう。

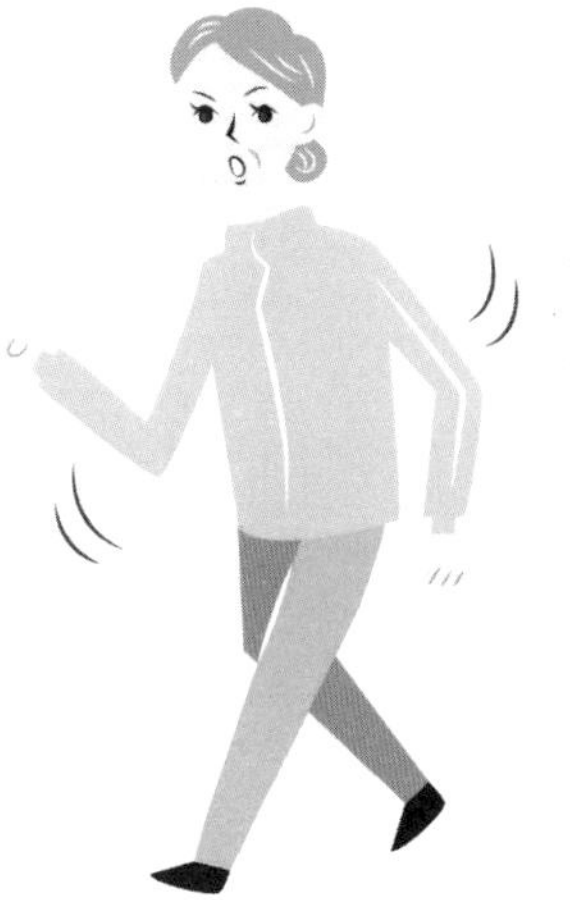

〝脳活〟のためには、これを食べよう！
脳に効果的な栄養成分と食品とは

「脳活にズバリ、おすすめ食品が知りたい！」という声にお答えして、1分で分かる、脳活を元気に保つ栄養素を4種類、その栄養素を豊富に含む〝脳によい！〟食品を8品ご案内しましょう。

さまざまな研究のおかげで分かった、積極的にとりたい栄養素は「DHA」、「レシチン」、「ビタミンE」、「ポリフェノール」です。おなじみの栄養素もありますね。

「DHA」は、不飽和脂肪酸のオメガ3の一種です。血管や赤血球の細胞膜を柔らかく保ち、血流をスムーズにして動脈硬化などを抑制する効果があります。その結果、脳の栄養となり、脳を活性化します。

アジやイワシ、サンマなどの青魚に多く含まれるのは、ご存じのとおりです。

「レシチン」は、脂質の一種で、卵黄、納豆、豆腐や味噌に多く含まれます。睡眠や脂質の代謝に関わり、神経伝達物質のアセチルコリンの材料になります。レシチン不足は、記憶力・集中力低下の原因に。

「ビタミンE」は、高い抗酸化作用でアルツハイマー型認知症を予防する効果が期待できます。肌や髪を若々しく保つ、美容効果も。アーモンド、松の実や、煎茶《せんちゃ》の茶葉に多く含まれています。

「ポリフェノール」は、ファイトケミカル（植物の色素や香りなどに含まれる化学物質）のひとつで、苦みや渋みがあります。ポリフェノールは約４０００種類以上あるとされ、抗酸化作用を持っています。種類ごとにユニークな特徴もあり、〝認知症予防に効果的〟と米ぬかに含まれるフェルラ酸、緑茶のカテキン、ウコン（ターメリック）に含まれるクルクミンなどが注目を集めています。

4つの栄養成分を豊富に含むのが、緑茶、コーヒー、青魚、鮭、ウコン、ベリー類、納豆、卵の8食品です。健康脳活のためにも、毎日の食卓にのせたいモノです。それぞれ、詳しく見て見ましょう。

〈緑茶カテキンで脳の老人斑が減少〉

緑茶をよく飲む人には、アルツハイマー型認知症の発症が少ない、という調査結果が数多くあります。また、ネズミの実験では、カテキンの主成分でアルツハイマー型認知症になると脳に現われる老人斑の面積が、47〜54％減少したという研究もあります。テアニンという成分はリラックス効果も。

〈コーヒーは、ポリフェノールが豊富〉

ポリフェノールの一種であるクロロゲン酸が多く含まれ、がんや糖尿病、動脈硬化、認知症などの予防効果が期待されています。

〈青魚のオメガ3は脳活に最適！〉

青魚のサバやイワシに多く含まれるオメガ3のＤＨＡやＥＰＡは、血液サラサラ効果が。動脈硬化や高血圧の予防効果があります。揚げ物にするとＤＨＡが減ってしまうことに。生食か焼き魚がおすすめです。


〈〝鮭の赤い色〟は、元気の源！〉

鮭は非常に抗酸化作用が高い色素成分、アスタキサンチンを豊富に含みます。抗酸化力は、ビタミンＥのナント500倍！　まさに「魚の王様」です。


〈ウコンの〝色素成分〟と〝香り〟で脳活〉

カレー粉でお馴染みのスパイス、ウコン。色素成分クルクミンにアルツハイマー型認知症の予防効果がある、と注目の栄養成分です。近年の研究で、〝香り〟成分のターメロンが脳の神経幹細胞を増やすと報告されました。

〈ベリー類は、抗酸化作用の高いポリフェノールが豊富〉

ブルーベリー、ラズベリー、イチゴなど、赤や紫色をした果物には、ビタミン類のほかに、アントシアニンをはじめとするポリフェノールが豊富です。脳を若々しく保つ働きが期待できます。

〈納豆は、健康成分たっぷりの発酵食品〉

納豆には、脳の老化防止効果のあるレシチンがたっぷり。また、酵素のナットウキナーゼは、血液をサラサラに。独特のネバネバ成分であるムチンは、血糖値の急上昇を抑える効果があります。

〈卵は脳の情報伝達をスムーズに〉

卵の黄身にはレシチンが多く含まれ、1日1個食べれば、必要量を満たせます。また、睡眠に重要なトリプトファンなどのアミノ酸やタンパク質、ビタミン類まで含まれ、〝完全栄養食〟といわれることも。〝卵のコレステロール上昇疑惑〟は濡れ衣で、影響がないことが分かりました。積極的にとりたい食品のひとつ。

脳を若返らせる食事のルール 10

❶ 体内の炎症をうながす脂質（オメガ6）が多いスナック菓子やファストフードをひかえる

❷ 良質な脂質（オメガ3）が豊富な青魚（サバやイワシなど）を積極的にとる

❸ おやつはナッツ類やカカオ 70%以上のチョコレートを

❹ ココナッツオイルやアマニオイルを毎日とる

❺ 脳の炎症をまねく菓子パン、フライドポテトは食べない

❻ 老化物質（AGE）が増えるフライパンやレンジでの調理を避ける

❼ 主食は白より茶。玄米や全粒粉パンにする

❽ 野菜はたっぷりとる（解毒作用のあるものがおすすめ）

❾ 人工甘味料を含んだ飲料は避ける

❿ お酒は赤ワインを１日２杯まで

脳に効く！〈食品・食材〉の効果的なとり方

脳活に効果的なおすすめ食材の緑茶、コーヒー、青魚、鮭、ウコン、ベリー類、納豆、卵は、身近な食材ばかりで、今日から食事に取り入れたいものです。

「単品の食材だけでなく、食べあわせや具体的な料理方が知りたい！」そんな声にお答えして、脳活に効果的な食材の組み合わせ「食材の足し算」をご紹介します。

一緒に食べることで、食品同士の栄養素がお互いに効果を高める、よい食べあわせがあります。脳活に最適なメニューばかりです。ぜひ、毎日の食事にお役立てください。

《鶏肉＋レモン》
老けない丈夫な骨をつくる

鶏肉はささみや胸肉、もも肉など低カロリーで高タンパク質。そのうえ、鉄分やカルシウム、亜鉛も豊富。レモンは、クエン酸を多く含んでおり、唾液や胃液の分泌をうながしてくれます。鶏のから揚げはコレステロールが気になる食べ物ですが、レモンをしぼることで、消化を助けてコレステロールを下げてくれます。

また、蒸した鶏肉にレモンをしぼると、体内に吸収されにくいカルシウムが、吸収されやすくなります。鶏肉などカルシウムを含む食材にクエン酸を含むレモンと一緒に食べることで、カルシウムの吸収率や保持率がアップし、骨の老化、骨粗しょう症を予防する効果があります。カルシウムが不足しがちな女性にピッタリの食べ方です。

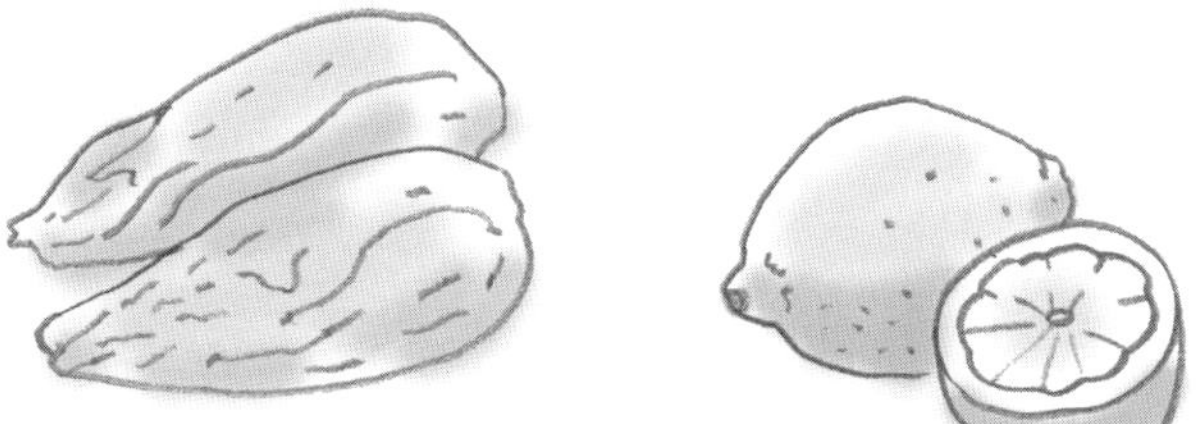

《イワシ＋アーモンド》記憶力がアップする

意外な組みあわせのイワシ＋アーモンド、実は手軽なおやつでも可能です。イワシは青魚なので、DHA や EPA、オレイン酸などの不飽和脂肪酸が豊富です。脳の働きを活発にし、記憶力アップや認知症予防に効果的です。

アーモンドは、ビタミン E や食物繊維、ミネラルが豊富なので、アンチエイジングや生活習慣病予防が期待できます。おすすめは、コンビニなどで買える「小魚（カタクチイワシ）とアーモンド」。

おつまみにもなる、この手軽なおやつは、疲労回復、脂質異常症、動脈硬化、血栓予防などに効果的な“鉄板組みあわせ”です。「青魚は苦手」な人にも抵抗なく、ポリポリとした噛みごたえで、満足感も高いです。

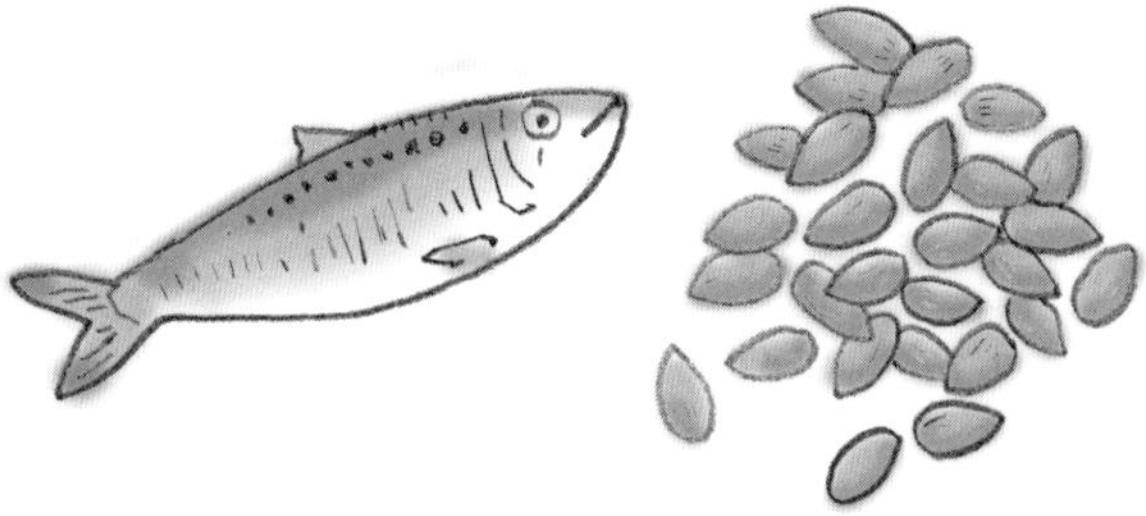

《鮭＋チーズ》
カルシウム吸収率アップ！ 脳の老化を防ぐ

鮭といえば、「塩鮭を焼いて、大根おろしをそえる」などがスタンダードなひと皿でしょうか。ここでは、「魚の王様」鮭を使って、カルシウムの強力吸収メニューをご紹介しましょう。

カルシウムは、骨や体をつくるほか、高血圧や動脈硬化、脳の老化なども防ぐ大事な栄養素なので、しっかり吸収率を高めて、日々の食生活に取り入れましょう。吸収率を高める秘策が、クエン酸やビタミンD、タンパク質を一緒にとることです。

「最近、うっかり忘れが続くかも」と思ったら、“チーズ＋鮭”メニューです。チーズはカルシウムやタンパク質が多く、タンパク質が分解される際の“カゼイン”がカルシウムの吸収率を２～３倍にアップしてくれます。鮭はカルシウムやビタミンDが豊富で、相乗効果で吸収率がググッとアップします。

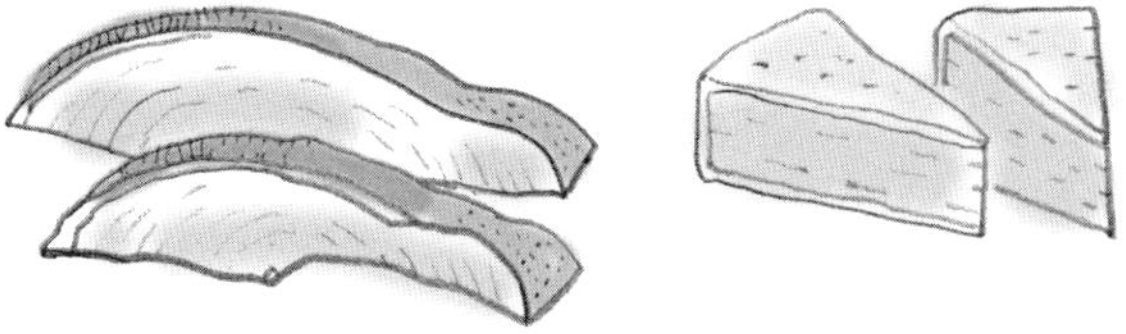

《芽キャベツ＋アンチョビ》
認知症を予防する

芽キャベツやアンチョビには、強力な脳活パワーがあります。「芽キャベツとアンチョビのアヒージョ」なら、手軽に作れて、ビタミンCとDHAをしっかり脳に補給できます。アンチョビは、カタクチイワシの塩漬けをオリーブオイルにひたしたモノ。青魚とオリーブオイルの相乗効果で、アルツハイマー病になりにくいという実験結果があります。

芽キャベツは、キャベツのミニチュア版。ビタミン、葉酸、カリウム、マグネシウム、カルシウムなどのミネラル、亜鉛、鉄、銅、マンガン、食物繊維など、抗酸化作用の高い多くの栄養素が。キャベツよりも栄養素が凝縮されている印象で、ビタミンCはキャベツの約4倍、β-カロテンは約12倍も含んでいます。

オリーブオイルとニンニクで、このふたつの強力食材を煮込むアヒージョ。大きな脳活効果が得られることは、間違いありません。メニューの目先を変えたいときなど、ちょっとスペイン風に。赤ワインにもよくあいます。

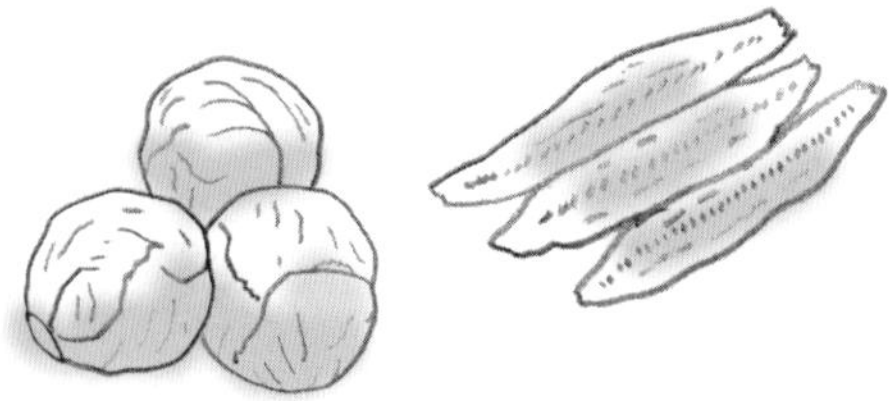

《ブロッコリー＋ごま》
脳機能の低下を抑制

ブロッコリーは、栄養野菜の優等生です。200種類以上のファイトケミカルやビタミン類も豊富で、ビタミンCやβ-カロテン、スルフォラファンなど、優れた抗酸化作用があり、老化抑制やがん予防が期待できます。スルフォラファンは、発がん物質の解毒作用があり、ひと役買っています。一度ブロッコリーを食べると、強力な解毒作用が3日ほど続くことに。

ごまは、「若返りのビタミン」と呼ばれるビタミンE・セサミンなどを多く含み、高い抗酸化力を誇ります。コレステロール抑制、動脈硬化・高血圧予防、アルコール分解促進、老化抑制、認知症予防などの効果があることがわかっています。ごまは、消化吸収をよくするためには、すりつぶして食べるのがコツです。

ブロッコリーとあわせて、ブロッコリーのごま和え、ごまドレッシングなどで、積極的にとりましょう。一日の摂取量は、大さじ1〜2杯が適量です。

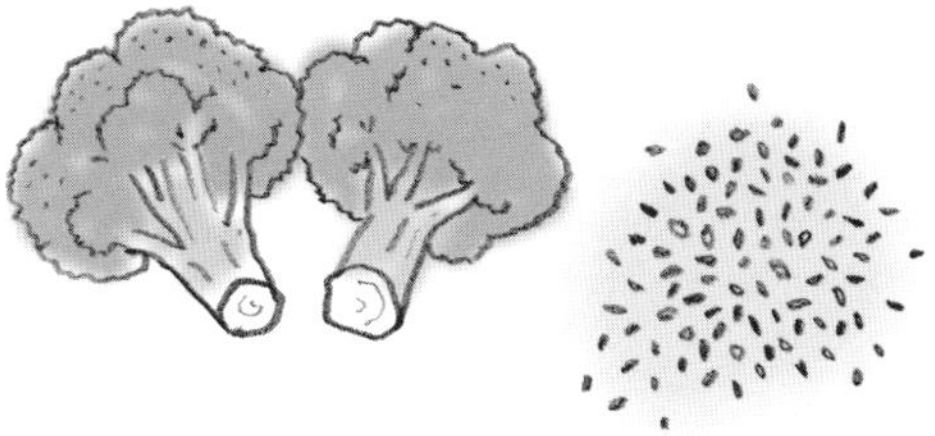

《オレンジ＋ザクロの生ジュース》アルツハイマー病のリスク低減

オレンジは、フラボノイドが活性酸素を抑制し、細胞の老化を防ぐ効果があります。生ジュースで毎日飲むことで、大きな健康効果が期待できます。

ジュースにおすすめの果物に、ザクロがあります。ザクロは“スーパーフード”といわれることもあるほど、健康や美容に効果が高い果物です。また、ポリフェノールの含有量が多く、アルツハイマー病の予防に効果的であるとわかってきました。

果物や野菜に含まれるポリフェノールは、アンチエイジング、抗酸化作用、デトックス作用、ストレス緩和、がん抑制、免疫力を整えるなど、数え切れないほどの健康効果があります。自宅でしぼりたてのフレッシュジュース（スムージー）を飲んで、脳活しましょう。

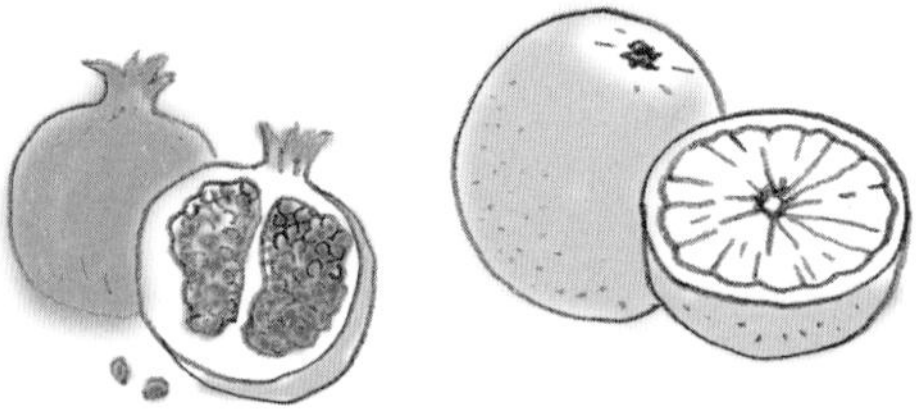

《塩麹＋ごぼう》
さびつきにくい体でアンチエイジング

ご存じのように、ごぼうは水溶性食物繊維を多く含む食材の代表格といえます。腸内環境を整えたり、便通をよくしたりする効果が期待できます。推奨されている１日あたりの食物繊維の摂取量は男性で19g以上、女性で17g以上といわれていますが、どの年代でもほぼ足りていません。

塩麹（しおこうじ）は麹に塩と水を加えて発酵させたもの。麹には酵素を多く含み、タンパク質をペプチドアミノ酸に分解させる働きがあります。発酵が進むとビタミンB群やパントテン酸など、栄養分が増加していきます。老化を促進させる活性酵素を中和し、細胞のさびをコントロールするアンチエイジングの効果も。

ごぼうや食物繊維やビタミン、ミネラル豊富な野菜といっしょに食べることで、よりいっそう相乗効果を増します。お試しください。

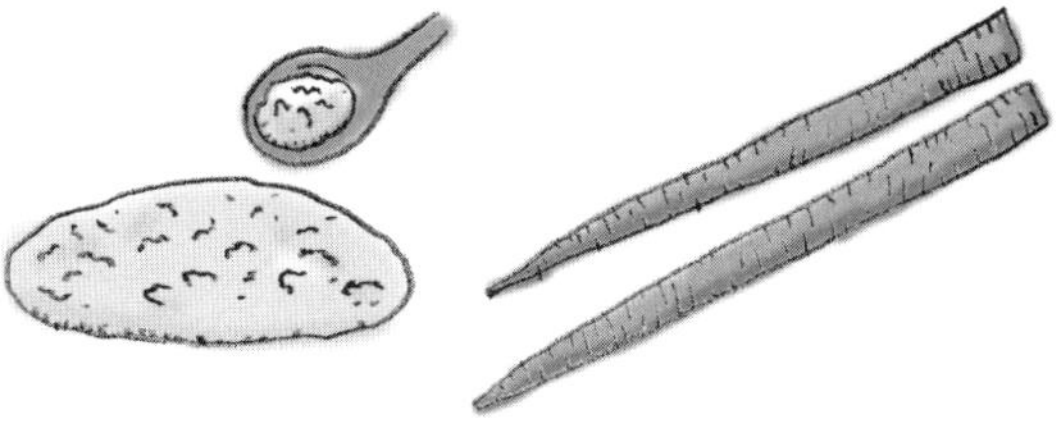

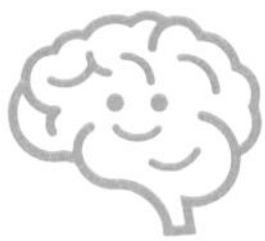

脳の老化とは？ 脳の老化を防ぐには？

脳が老化した状態とは、どのような状態でしょうか。聞き慣れない表現かもしれませんが、脳の老化は「脳のネットワークが切れること」と表せるかもしれません。

脳には、数十兆個もの神経細胞と、それをつなぐ神経線維がネットワークを構築しています。ネットワークで情報伝達をになうのがシナプス（つなぎ目）です。歳をとると、神経細胞が壊れたり、シナプスの働きが弱くなったりして、ネットワークが途切れることがあります。これが〝脳が老化した〟状態で、記憶したり、判断する認知機能が低下します。

人の顔や名前がなかなか出てこなかったり、前日の行動や食事のメニューがすぐに答えられなかったりするのも、脳が老化しているシグナルです。この状態は、まだ「認知症」ではありません。

「脳の老化は予防できますか？」という問いの答えは、「ＹＥＳ！」です。

近年、脳の神経細胞は高齢になっても、新しく生成できることがわかりまし

COLUMN

た。神経細胞の情報を伝えるシナプスも強化できる、と今までの常識がくつがえされています。予防策は、〝脳に刺激を与えること〟。簡単にいえば「頭を使うこと」です。手を動かすことも、足を動かすことも、もちろん運動も、すべて脳が行っています。日常生活をちょっと工夫するだけで、頭を使う場面はたくさんあるのです。

昔から「手先を使うとボケない」といわれてきました。昔の人は経験から、手指と脳との密接な関係に気づいていたのでしょう。手指を動かすことは、体のほかの部位以上に、脳を活性化させることがわかっています。

科学的に検証したのが、「光トポグラフィ」を使った検査です。「光トポグラフィ」は、血流量の比較で色の変化と濃淡が出ます。手指を動かすと脳の血流量がググッと増えることが明らかになりました。また、さらに細かく調査をすると、作業の違いによって、脳の使われる部分が違うことも。

脳は、「新しいモノ好き」で、「変化」が大好きです。毎日の生活に、ちょっとした体操や、脳を刺激する作業を取り入れ、元気で長生き！　をめざしましょう。

第3章

体を動かす「健康長寿1分脳活」

「早歩き&ゆっくり歩き」の繰り返しで脳を刺激する

手軽な脳活に、運動があります。さまざまな研究で、**運動することが脳を活性化する**ことが証明されています。手軽な運動で、1分脳活してみましょう。

運動でおすすめなのは、まずは**足腰を鍛える**こと。歳を重ねると脳が老化しますが、筋肉もだんだんと老化します。その筋肉の老化が最初に現われるのが〝下半身〟、とりわけ脚です。足腰が弱ってくると、運動不足になり、脳に運ばれる酸素も減ってしまいます。その結果、脳の老化が加速することになります。運動不足からくる脳の老化を予防するには、積極的に体を動かすことがとても大切です。

近年、脳の神経細胞は歳をとっても増えることがわかってきました。神経細胞を増やすのに効果的なのがウォーキングなどの〝有酸素運動〟です。晴れた日は散歩に出るなど、積極的に体を動かしましょう。

外へ出て散歩するのは、本当に気持ちのよいものです。お天気がよければ、日光浴で脳活に効果的なビタミンＤも体内でどんどん合成されることでしょう。「ビタミンＤは認知症リスクを下げる」という研究も発表されています。

「気持ちよい！」だけでも脳がワクワクしますが、運動不足が気になる人は、散歩より一歩進んだ〝ウォーキング〟を始めてみましょう。少し意識して大股を心がけ、歩く速度を速めるだけでも立派なウォーキングです。靴は足にあったものでＯＫです。

最近、ウォーキングでは、「インターバル速歩」が注目です。「ゆっくり歩き」と「さっさか歩き(早歩き)」を3分ずつ交互に行う歩き方。「健康のため1日1万歩歩きましょう」と推奨されてきましたが、ゆっくり歩く場合は、1時間半以上かかってしまうという試算もあります。

「もう少し短時間だといいな」という願いにぴったりなのが、「インターバル速歩」です。体の負担の少ない「ゆっくり歩き」と筋肉に負荷をかける「さっさか歩き」を組みあわせることで、筋力・持久力を短時間で、ムリなく向上させることができます。「インターバル速歩」で骨密度が増えた、生活習慣病予防にも効果的だ、という報告もあります。

また、「インターバル速歩」で、3分などの時間を決めて「ゆっくり歩き」と「さっさか歩き」を交互に繰り返すと、まるでゲームのようにウォーキングが楽しめます。「単調だったウォーキング自体が面白くなった」という声も聞かれます。

ワクワクして効果的な「インターバル速歩」、ウォーキングの際には、ぜひトライしてみてください。

【早く歩く、ゆっくり歩く】

①手軽な脳活、運動。おすすめなのは、まずは足腰を鍛えることです。

②最近は「3分早く歩く」「3分ゆっくり歩く」を交互に行う歩き方、「インターバル速歩」が注目です。

③1回20分、週に2〜3回から始めてみましょう。

④「早く歩く」「ゆっくり歩く」を交互に繰り返しながら、かけ算や引き算など頭を使うのもよいでしょう。

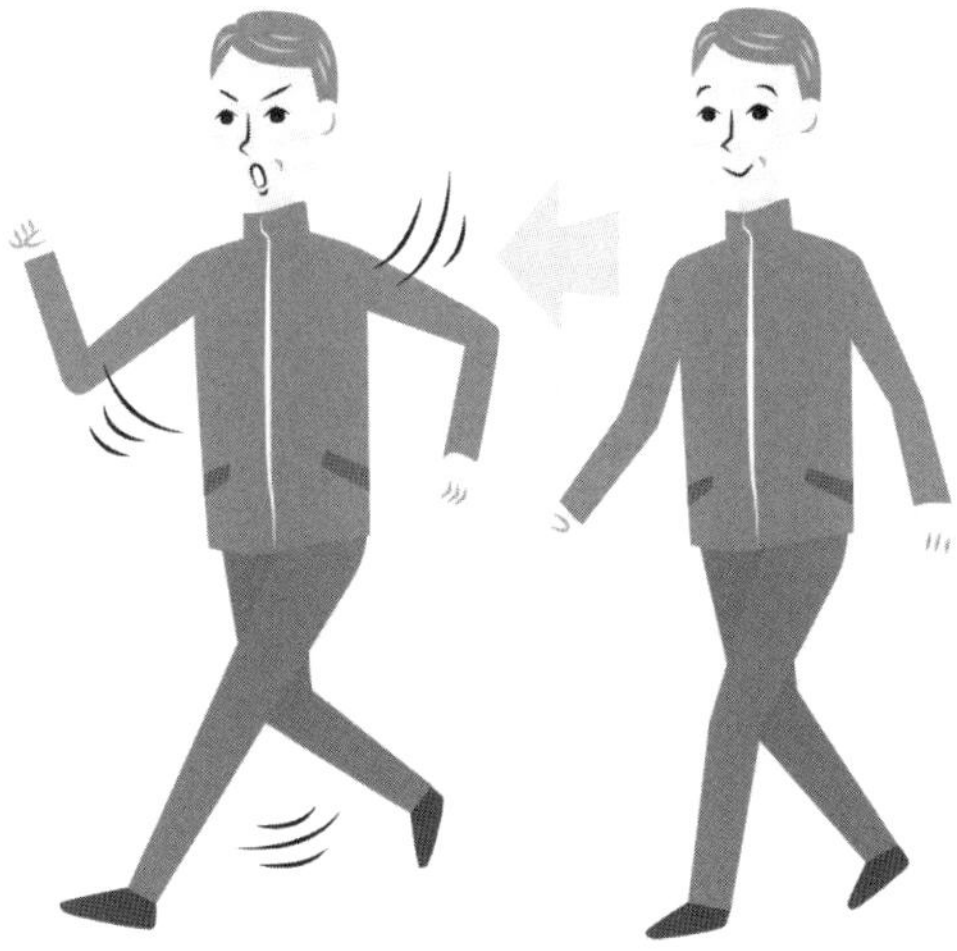

1分でOK！階段の上り下りで脳を活性化

「長時間の運動でなくても、運動すると認知機能の活性化に十分に役に立つ」という研究があります。しかもたった1分間、家の中や職場でできる運動を、週3回行うだけでも効果があると発表されました。とてもラッキーなニュースです。

前のページでご紹介した「インターバル速歩」。「ゆっくり歩き」と「さっさか歩き」を交互に繰り返すことで、筋力や心肺機能が効果的に鍛えられることが分かっています。

脳活に〝おいしい〟効果があるインターバルトレーニング。それを、1分脳活にしたのが、こちらの「階段上り下りで、1分脳活！」です。

インターバルトレーニングの健康効果に着目したのが、カナダのマクマスター大学の研究グループです。彼らの研究によると、職場や自宅の階段を1分間上り下りするだけでも、エアロバイク等を用いた本格的なトレーニングと同様の健康効果が期待できるそうです。研究では1分間の階段の上り下りを1日3回、週に3日、6週間続けました。その結果からの報告です。

運動が苦手な人でも、「たった1分なら、ちょっとやってみようかな」と始めることができるかもしれません。

このトレーニングのポイントは、自分にできる限りの最高速度で階段を駆け上がること。転ばない程度のスピードでダッシュをすることをお勧めします。

なぜ階段がインターバルトレーニングになるかというと、階段を上る際には負荷がとても高くなり、反対に階段を下りる際は負荷が低いので、運動負荷に強弱がついて、結果としてインターバルトレーニングとなるわけです。

【階段の上り下りで脳を活性化】

①「運動すると、長時間でなくても、認知機能の活性化に効果的」という研究があります。

②１分間の階段の上り下りを１日３回、週に３日続けると、本格的なトレーニングと同様の効果が期待できます。

③階段の上りと下りで、“ 高い負荷” と“ 低い負荷” が繰り返されるので、インターバルトレーニングになります。

④同様の効果は、10分から15分の「インターバル速歩（早歩き ゆっくり歩き）」でも得られます。通勤や空き時間の活用で実行しましょう。

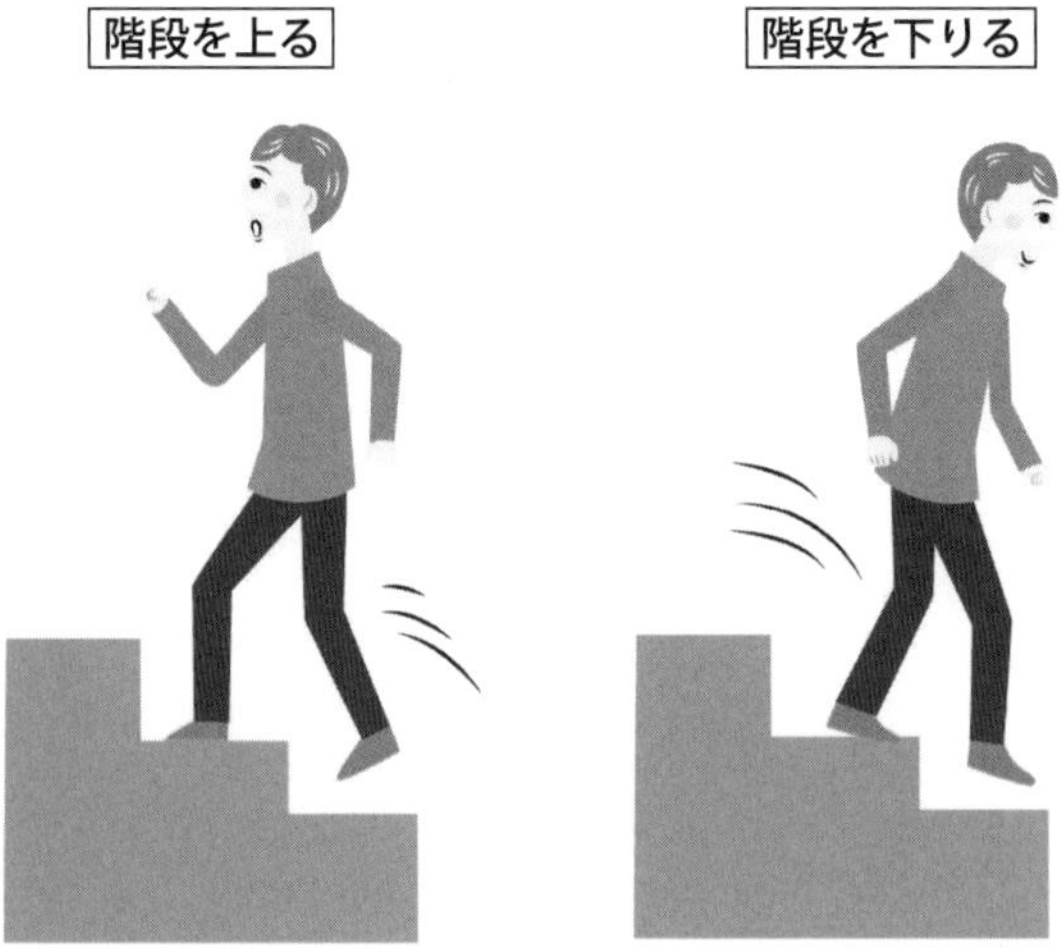

簡単！1分ストレッチで、筋力と脳の血流が〝ダブルでアップ！〟

「脳活には、運動です！」とお伝えしてきました。「1分でできるなら」と気持ちが運動に前向きになってきたところで、日常生活の場面で簡単にできるストレッチをご紹介しましょう。ぜひ、試してみてください。

運動は、脳を若返らせる効果が絶大ですが、オトクなおまけもあります。運動すると「筋肉量を維持する」ことが可能になります。というのも、運動しないと、筋肉は加齢とともにだんだんと衰えていきます。高齢者の筋肉量が減ることは、寝たきりや認知症のリスクが高くなる、危険なサインです。

筋肉を維持するための第一歩は、食事です。筋肉の原料となるタンパク質を十分にとって、その上で運動することでしっかり体を支える筋肉が維持できるのです。高齢になるほど「タンパク質をしっかりとりましょう」といわれるのは、筋肉量の減少を防ぐためです。

筋肉をつける食事のおすすめは、〝肉〟です。

筋肉の原料となる栄養素が豊富で、プラスして〝精神の安定や安眠によいセロトニン〟の原料となるトリプトファンも豊富です。肉類は消化吸収しやすく、調理も簡単。体を支える筋肉が維持できて、ストレスに強く、安眠にも役立つなんて、〝肉〟は高齢者の強い味方です。メディアで紹介される長寿者は、「90歳でもステーキが好物！」など、肉を好む人が多い傾向が。肉を食べることで、タンパク質がしっかりとれているることが、よい体調に一役買っているかもしれません。ハムやソーセージなどの加工肉はなるべく避けて、〝ステーキ〟など赤身の肉を食べましょう。

〝肉〟でしっかりタンパク質をとって、次ページからのエクササイズを日常生活のおりおりにトライしてみましょう。

ひざやももの上げ下げストレッチ

ひざやももを鍛えるストレッチです。こりや痛みが改善され、転倒防止にもなります。朝と夜に各1セット両脚で5回ほど行いましょう。

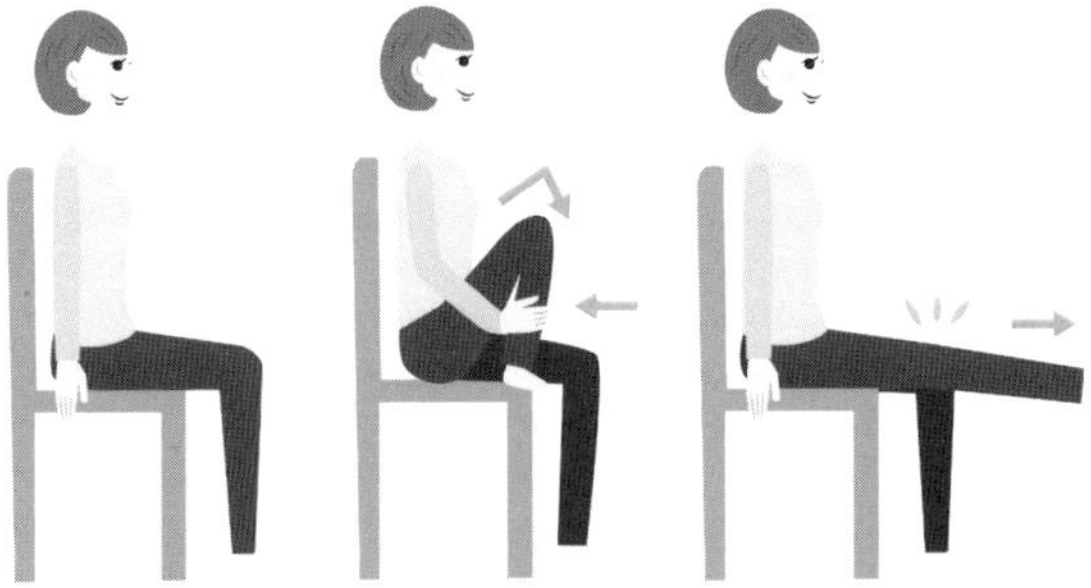

①イスに座ってひざを曲げ、一旦、片脚をイスの上に乗せる。そのご、ゆっくり伸ばし、イスの高さまで上げる。足首を立て5秒ほど止める。ゆっくりもとへ戻し、逆の脚も同様に。

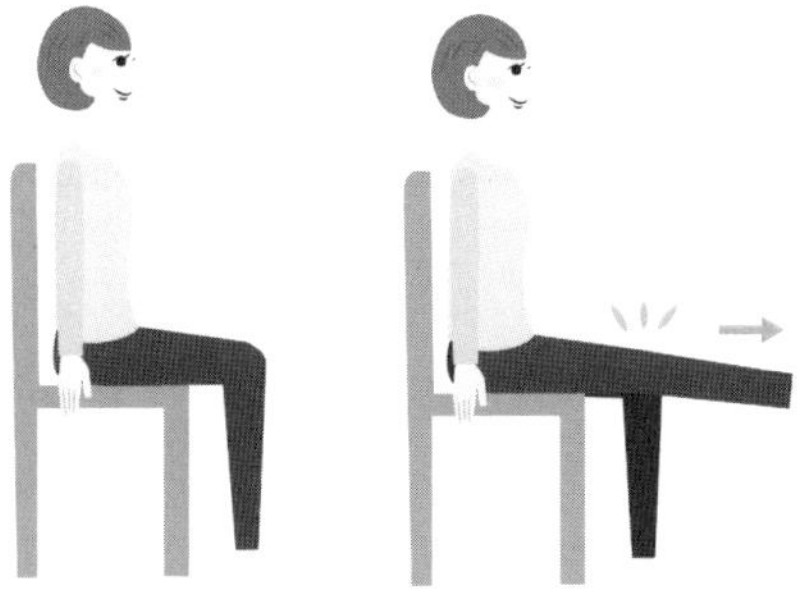

②背筋を伸ばしてイスの上に座る。片足を上げ、ひざを伸ばす。このとき脚の前側の筋肉が働いていることを意識する。大腿四頭筋が鍛えられ、血流もよくなります。5秒ほどしたら逆の脚も同様に。

顔のあ・い・う・え・おストレッチ

口を思いっきり大きく動かすことで、顔がほぐれます。脳への血流量がググッとアップするストレッチです。歯磨きの前後などに鏡を見ながら行う。声は出しても出さなくても OK。

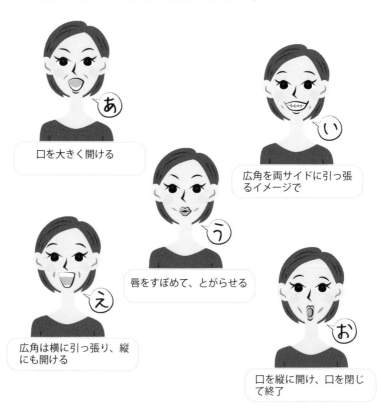

口を大きく開ける

広角を両サイドに引っ張るイメージで

唇をすぼめて、とがらせる

広角は横に引っ張り、縦にも開ける

口を縦に開け、口を閉じて終了

■ひとつの表情ごとに、5 秒ほどキープしましょう。表情を変えるごとに、しっかりと呼吸を。

肩の上げ下げ運動ストレッチ

肩こりをほぐして脳への血流をアップするストレッチ。背筋を伸ばして立とう。顔と目線は正面に、腕は自然に下ろす。座って行ってもOK。

①右肩をぐっと上げる。しっかり上げきったところで脱力し、ストンと落とす。

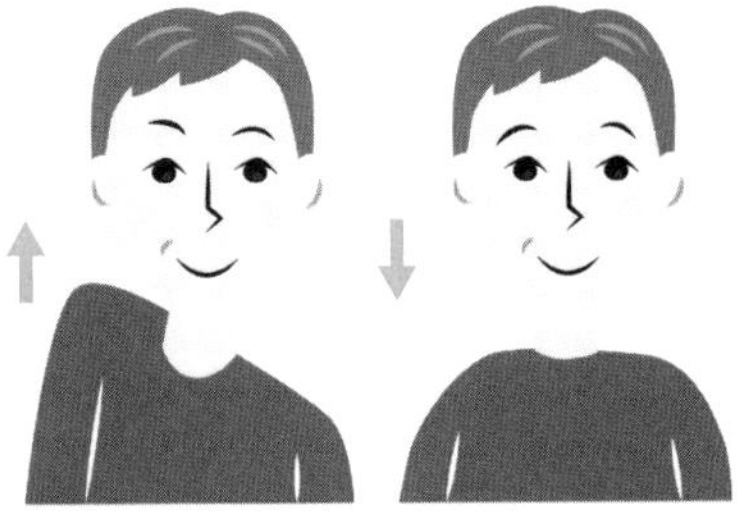

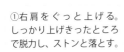

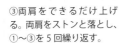

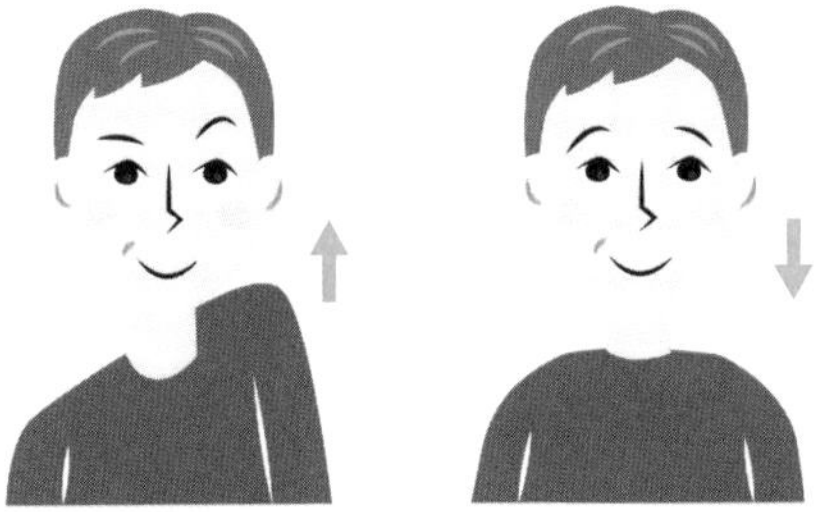

②左肩をぐっと上げる。しっかり上げきったところで脱力し、ストンと落とす。

③両肩をできるだけ上げる。両肩をストンと落とし、①～③を５回繰り返す。

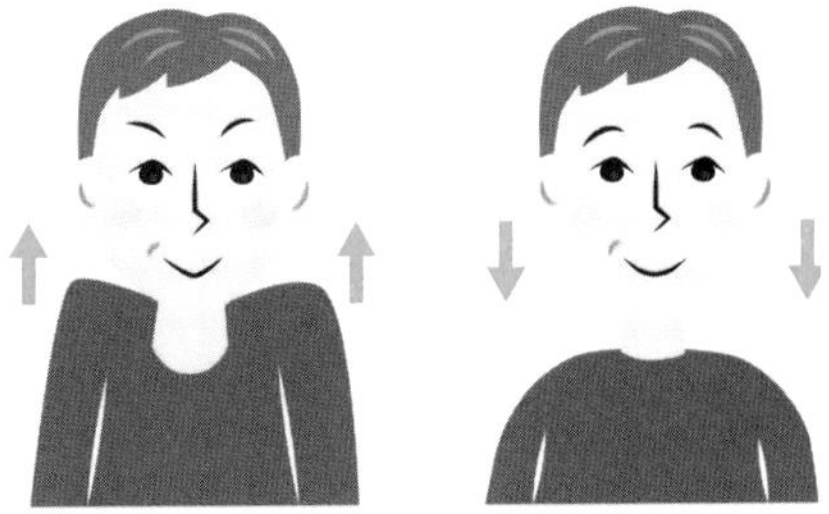

■肩を上げるときに息を吸い、落とすときに「フーッ」と吐く。肩を上げる際に、顔や目線が正面から動かないように。

首まわりのストレッチ

首は頭を支え、頭部と直結しています。首を左右、前後にゆっくり曲げたり、まわすことで、血流量はググッとアップします。それぞれ5秒ほど、1セット5回ほど行いましょう。

①イスなどに座って、肩の力を抜いてリラックス。首を左右にそれぞれ5秒ずつ倒す。反対の首筋が伸びていることを意識する。

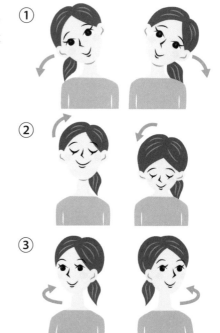

①

②首を前後に倒すストレッチ。背筋を伸ばし、正面を向き、首を前後に5秒ずつ倒します。

②

③ ②同様に背筋を伸ばし、首をゆっくり左右にひねります。5回ぐらい繰り返す。

③

④背筋を伸ばした状態で、首をゆっくりまわす。1回転したら、同様に逆にまわします。5回ほど繰り返す。

④

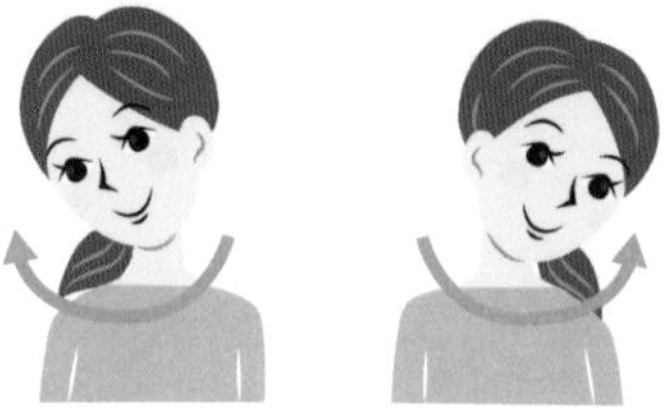

簡単！１対２の腹式呼吸で ストレス軽減＆脳リフレッシュ

歳をとってくると、「体力が落ちた…」と思う瞬間はありませんか？息切れも、体力低下のサインのひとつ。体力の低下とともに、肺も老化し、呼吸機能が衰えてきます。呼吸がスムーズにできないと、脳の活動に大切な酸素が十分に行き渡らなくなります。

「脳は大食漢」で、一日の消費エネルギーの20％以上を脳が使っています。脳が酸素を使う量も多く、酸素消費量の25％にもなります。そのため、酸素不足は脳に重大な影響があります。脳の健康のためには、肺の機能を若々しく保って、十分な酸素を取り込めるようにすることが大切です。

肺の老化防止には、「横隔膜を鍛える」という方法があります。横隔膜は、肺の下にある筋肉の膜です。横隔膜が上下することで肺を収縮させ、呼吸を助けているのです。しゃっくりは、横隔膜のケイレンが原因のひとつといわれています。

「横隔膜って、自分で鍛えられるの？」

はい、実は「腹式呼吸」で効果的に鍛えることができます。腹式呼吸は、ストレスを和らげるセロトニンという神経伝達物質を増やす効果もあり、イライラした際などに、気持ちをすーっと落ち着かせる効果もあります。

腹式呼吸を繰り返して気持ちを落ち着けるのは、〝瞑想《めいそう》〟とよく似たエクササイズになります。日本では、仏教やヨガで〝瞑想〟に触れる機会も多いかもしれません。宗教的な背景なしに〝瞑想〟の境地に触れられる「5分の腹式呼吸」を、寝る前などの習慣にしてみてはいかがでしょうか。セロトニンの効果で「よく眠れるようになった」などの感想も寄せられています。

自宅でできる簡単腹式呼吸法

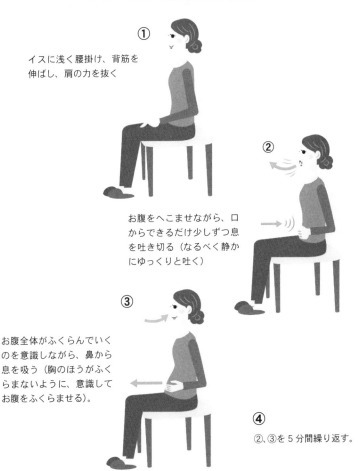

①

イスに浅く腰掛け、背筋を伸ばし、肩の力を抜く

②

お腹をへこませながら、口からできるだけ少しずつ息を吐き切る（なるべく静かにゆっくりと吐く）

③

お腹全体がふくらんでいくのを意識しながら、鼻から息を吸う（胸のほうがふくらまないように、意識してお腹をふくらませる）。

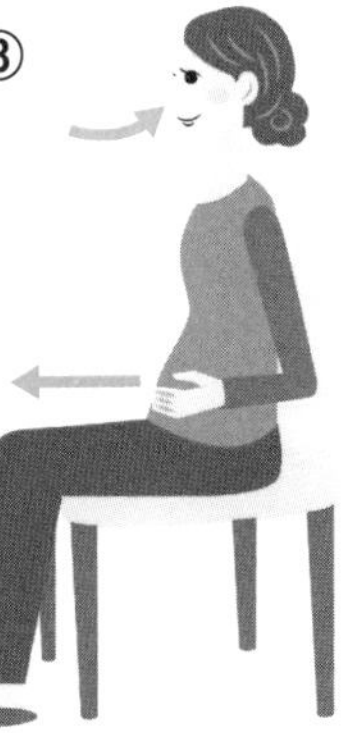

④

②、③を5分間繰り返す。

■息を吐くときに、1、2、3 ……と頭の中で数を数えながら行い、息を吸うときには吐いたときの半分の数を目安にする。

■仰向けに寝たり、背筋を伸ばして姿勢よく立ったりして行ってもよいでしょう。

Dr.白澤卓二の脳講座③

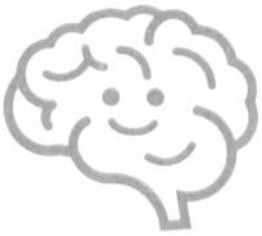

脳の老化による認知症とは

歳を重ねると、多くの人が体力・気力ともに20歳代の頃のようにはいかなくなってきます。なかでも、脳が老化するとさまざまな病気になりますが、「認知症」は誰もが恐れる病気のひとつです。

実は、「認知症」は、病気の名前ではありません。認知機能が低下し「昨日食べたものを思い出せない」「時間や場所がわからない」など、病気などで記憶力や思考力、判断力などが低下した症状を指します。

症状があっても、生活に支障をきたすほど進行しなければ「認知症」とは診断されず、「軽度認知障害」とされます。

認知症の種類は、主に4種類で、アルツハイマー型認知症、脳血管性認知症、レビー小体型認知症、前頭側頭型認知症です。

このうち、アルツハイマー型認知症と脳血管性認知症で全体の約8割を占

COLUMN

めます。特徴を確認してみましょう。

〈アルツハイマー型認知症〉

脳に異常なタンパク質がたまり、神経細胞が破壊され、脳が萎縮するために起こります。萎縮は海馬から始まるため、初期段階では最近の記憶が失われることに。遺伝的要因のほか糖尿病との関連が深いとされています。

〈脳血管性認知症〉

脳梗塞や脳出血など、脳の血管障害により神経細胞が減少して発症します。障害が起こった血管の位置によって、症状が異なります。高血圧や糖尿病などを持っている人が要注意です。

「認知症の予防はむずかしい」というのが通説でしたが、アルツハイマー型認知症と脳血管性認知症は、発症を高めるリスク因子が解明されつつあります。

Dr.白澤卓二の脳講座③

アルツハイマー型認知症の場合は、喫煙、中年期肥満、運動不足、中年期高血圧、糖尿病、うつなどの改善が認知症の予防につながるのです。

脳血管性認知症の場合は、脳卒中など、脳の血管障害を起こさないことが予防策です。脳卒中は生活習慣病のひとつなので、生活習慣病を予防することが大切です。

また、2014年に米国のブレゼン博士が考案した「リコード法」で、アルツハイマー型認知症患者が改善したとの症例報告がされました。私もお茶の水健康長寿クリニックで「リコード法」を元に、日本人に最適化した方法で治療を始めています。

現在、「認知症は、治る、予防できる」ことが、現実的になってきています。今後の展開に、大いに期待しているところです。

参考資料
「Dr. 白澤式　脳がぐんぐん若返る方法」（笠倉出版社）
「図解　名医が教える　病気にならない最強の食事術」（扶桑社）
「認知症チェックテスト付き　脳にいいこと毎日ドリル」（笠倉出版社）
「もの忘れ・認知症を防ぐ！脳が若返るトレーニング」（主婦と生活社）
「認知症予防の第一人者が教える　脳にいいこと事典」（西東社）
「医師が教える！　最高の体調を引き出す方法」（宝島社）
「自分で治す　認知症　予防対策」（枻出版社）

スタッフ
編集協力／堤　澄江　大倉愛子（FIX　JAPAN）
伊藤　仁（Jin Publishing Inc.）
イラスト／アライヨウコ
DTP 制作／やなぎさわけんいち
校正／上田康晴（オフィス銀杏の栞）

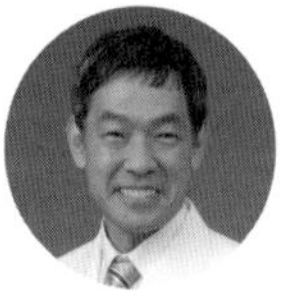

白澤卓二（しらさわ たくじ）

お茶の水健康長寿クリニック院長。医学博士。白澤抗加齢医学研究所所長。千葉大学医学部卒業後、東京都老人総合研究所、順天堂大学大学院医学研究科教授を経て現職。専門は寿命制御遺伝子、アルツハイマー病の研究。著書多数。テレビやメディアでのわかりやすい解説が人気。

本書は、『脳が10歳若返る！ 1分脳活』（二〇二〇年三月四日初版発行）を改訂・改題したものです。

アンチエイジングの名医が教える！

健康長寿《けんこうちょうじゅ》の人《ひと》が毎日《まいにち》やっている脳《のう》にいいこと

二〇二三年（令和五年）七月二十三日　初版第一刷発行

著者　白澤 卓二
発行者　石井 悟
発行所　株式会社自由国民社
東京都豊島区高田三―一〇―一一
〒一七一―〇〇三三
電話〇三―六二三三―〇七八一（代表）
造本　JK
印刷所　大日本印刷株式会社
製本所　新風製本株式会社